国家卫生健康委员会"十四五"规划教材

全国中等卫生职业教育教材

供中等卫生职业教育各专业用

医用化学基础

第4版

主　编　陈林丽

副主编　谢玉胜　宗桂玲

编　者（以姓氏笔画为序）

王　冰（内蒙古扎兰屯职业学院）

孙丽花（郑州卫生健康职业学院）

张自悟（首都医科大学附属卫生学校）

陈林丽（山西省长治卫生学校）

宗桂玲（辽宁省朝阳市卫生学校）

高琦宽（甘肃卫生职业学院）

蒋　梁（甘肃省兰州市卫生学校）

谢玉胜（内蒙古扎兰屯职业学院）

人民卫生出版社

·北　京·

图书在版编目（CIP）数据

医用化学基础/陈林丽主编．—4 版．—北京：
人民卫生出版社，2023.1（2024.5 重印）
ISBN 978-7-117-34385-5

Ⅰ.①医…　Ⅱ.①陈…　Ⅲ.①医用化学 – 中等专业学
校 – 教材　Ⅳ.①R313

中国版本图书馆 CIP 数据核字（2022）第 258514 号

人卫智网　www.ipmph.com	医学教育、学术、考试、健康，
	购书智慧智能综合服务平台
人卫官网　www.pmph.com	人卫官方资讯发布平台

医用化学基础
Yiyong Huaxue Jichu

第 4 版

主　　编：陈林丽
出版发行：人民卫生出版社（中继线 010-59780011）
地　　址：北京市朝阳区潘家园南里 19 号
邮　　编：100021
E - mail：pmph @ pmph.com
购书热线：010-59787592　010-59787584　010-65264830
印　　刷：人卫印务（北京）有限公司
经　　销：新华书店
开　　本：850×1168　1/16　　印张：9.5　　插页：1
字　　数：202 千字
版　　次：2001 年 8 月第 1 版　　2023 年 1 月第 4 版
印　　次：2024 年 5 月第 3 次印刷
标准书号：ISBN 978-7-117-34385-5
定　　价：39.00 元

打击盗版举报电话：010-59787491　E-mail：WQ @ pmph.com
质量问题联系电话：010-59787234　E-mail：zhiliang @ pmph.com
数字融合服务电话：4001118166　E-mail：zengzhi @ pmph.com

出版说明

为服务卫生健康事业高质量发展，满足高素质技术技能人才的培养需求，人民卫生出版社在教育部、国家卫生健康委员会的领导和支持下，按照新修订的《中华人民共和国职业教育法》实施要求，紧紧围绕落实立德树人根本任务，启动了全国中等卫生职业教育第四轮规划教材修订工作。

第四轮修订坚持以习近平新时代中国特色社会主义思想为指导，全面落实党的二十大精神进教材和《习近平新时代中国特色社会主义思想进课程教材指南》《"党的领导"相关内容进大中小学课程教材指南》等要求，突出育人宗旨、就业导向，强调德技并修、知行合一，注重中高衔接、立体建设。

第四轮教材按照《儿童青少年学习用品近视防控卫生要求》(GB 40070—2021)进行整体设计，纸张、印制质量以及正文用字、行空等均达到要求，更有利于学生用眼卫生和健康学习。

第四轮修订各教材章节保持基本不变，人民卫生出版社依照最新学术出版规范，对部分科技名词、表格形式、参考文献著录格式等进行了修正，并根据调研意见进行了其他修改完善。

第 3 版前言

本教材是顺应我国大力发展现代职业教育的要求,根据新一轮人才培养方案和教学计划编写,供初中起点三年制中职医药卫生类各专业使用。

教材编写过程中,全面落实党的二十大精神进教材要求,始终坚持贯彻现代职业教育精神,以服务为宗旨,以就业为导向,力求体现"三基、五性、三特定"的基本原则。从中职层次学生的来源、学习特点和未来发展考虑,本教材在编写思路和内容的组织上,主要具有以下特点:

1. 从基础知识入手 充分考虑初中起点中职学生的学习基础,在绪论部分编写了初中化学基础知识的复习内容,帮助学生回顾已经学习过的化学知识,同时为本教材的教学做好铺垫与衔接。

2. 突出实用性 本教材在内容组织上,注重将教学内容充分与专业和生活对接,例题、习题尽量与专业知识、生活实践相联系,突出化学的实用性特色。

3. 避免求大求全 在保证中职医药卫生类专业所需的基本知识、基本理论和基本技能基础上,力求围绕专业需求取舍教材内容。无机化学与专业联系较弱,内容上完全打破了学科体系;有机化学与专业联系紧密,为便于学生理解,以典型代表物为主介绍。

4. 体现发展性 从学生未来发展的需要出发,教材注重与高职高专层次教材的联系与区别,保留了有机化学的课程体系,为学生继续深造打基础,但在保证广度的同时,避免知识体系片面、过深。

5. 应用现代技术 为适应新时期教学特点,本教材结合现代教育技术手段,采用数字化辅助教学与纸质教材同步编写。

本教材实行主编负责制,按 54 学时分工编写,包括无机化学、有机化学、实验和教学大纲(参考)。编写过程中,各编者所在学校给予了大力支持,在此深表感谢! 对本教材参考文献的作者也致以诚挚的谢意!

受编者水平所限,教材中难免存在不尽如人意之处,敬请使用教材的师生们提出宝贵的意见和建议,以便尽快修订和完善。

陈林丽

2023 年 9 月

目　录

第一章　绪论　1

一、化学的研究对象　1
二、化学和医药卫生的关系　2
三、化学的学习方法　2
四、化学基础知识　3

第二章　溶液　12

第一节　物质的量　12
一、物质的量及其单位　12
二、摩尔质量　14
三、有关物质的量的计算　15
第二节　溶液的浓度　16
一、常用溶液浓度的表示方法　16
二、溶液的稀释和配制　19

第三章　电解质溶液　26

第一节　电解质的电离　26
一、强电解质和弱电解质　26
二、弱电解质的电离平衡　28
三、同离子效应　29
第二节　水的电离及溶液的酸碱性　30
一、水的电离　30
二、溶液的酸碱性和 pH　31
三、盐溶液的酸碱性　33

第三节　缓冲溶液　34
一、缓冲作用和缓冲溶液　34
二、缓冲溶液的组成　35
三、缓冲溶液在医学上的意义　36
第四节　溶液的渗透压　36
一、渗透现象和渗透压　36
二、渗透压和渗透浓度的关系　38
三、渗透压在医学上的意义　38

第四章　常见元素及其化合物　44

第一节　元素周期表　44
一、元素周期表的结构　44
二、元素周期律　45
三、元素周期表和元素周期律的
　　意义　47
**第二节　常见非金属元素及其化
　　合物　47**
一、氯和碘及其重要化合物　47
二、氧和硫及其重要化合物　49
三、氮和磷及其重要化合物　51
第三节　常见金属元素及其化合物　52
一、钠　52
二、钙　53
三、铝　54
四、铁　55

第五章 烃 59

第一节 有机化合物概述 59
一、有机化合物的概念及特点 59
二、有机化合物的结构特点 60
三、有机化合物的分类 62

第二节 烃 62
一、烷烃 63
二、烯烃 65
三、炔烃 67
四、苯及其同系物 69

第六章 烃的衍生物 74

第一节 醇 74
一、乙醇 74
二、醇 76
三、常见的醇 78

第二节 酚 79
一、苯酚 79
二、酚 80
三、常见的酚 81

第三节 醛和酮 82
一、乙醛和丙酮 82
二、醛和酮 84
三、常见的醛 85

第四节 羧酸 85
一、乙酸 85
二、羧酸 87
三、常见的羧酸 88

第五节 酯 89
一、乙酸乙酯 89
二、酯 90

第六节 含氮衍生物 91
一、胺 92
二、酰胺 94

第七节 杂环化合物和生物碱 96
一、杂环化合物 96
二、生物碱 98

第七章 生命中的能量有机物 106

第一节 脂类 106
一、油脂的组成和结构 106
二、油脂的性质 107

第二节 糖类 110
一、单糖 110
二、双糖 113
三、多糖 115

第三节 蛋白质 117
一、氨基酸 118
二、蛋白质 121

附录 130

实验 130
实验一 溶液的配制和稀释 130
实验二 电解质溶液 133
实验三 烃及其衍生物的性质
　　　　实验 134
实验四 糖类和蛋白质的性质
　　　　实验 136

教学大纲（参考） 138

参考文献 143

元素周期表

第一章 | 绪　论

01章 数字资源

学习目标

1. 了解化学的研究对象及其与医药学的关系。
2. 理解化学的学习方法。
3. 复习、巩固初中化学的基础知识，掌握简单的化学用语。

一、化学的研究对象

人类生存的物质世界中，每一种物质都有其特定的组成成分。**化学就是从微观视角来研究各种物质的内在组成、结构及其表现出来的性质、变化规律，并进一步合成和应用的自然科学。**化学与数学、物理、天文、地理、生物等其他自然科学在共同发展的过程中相互影响、相互渗透，形成了众多的交叉学科，如计算化学、量子化学、宇宙化学、地球化学、生物化学、药物化学、食品化学等。

化学具有很强的实践性，是人们通过不断地积累生活、生产经验而形成的。从人类尝试用火开始，到1661年英国的波义耳《怀疑派化学家》的发表，化学逐渐成为一门独立的自然科学学科。随着科技的不断发展，人们认识自然、利用自然、改造自然的能力逐步增强，19世纪开发利用地壳中含量最多的金属元素铝，使得多种金属合金材料得到广泛应用；合成研制酚醛树脂，使高分子合成材料渗透和应用到各种材料领域；20世纪提取高纯锗和高纯硅，使电子材料得到广泛应用。由于化学科学的发展，人们的衣食住行得到了很大程度的改善，工农业生产、建筑、交通、通信等各方面的变化都离不开化学材料的影响。

当然化学在推动人类文明进步的同时，也会对大自然产生负面影响。对自然的过度开发和化学物质的污染等多种因素，造成环境污染严重。学习化学知识，了解环境污染的成因及应对的方法，是每一个人都应肩负的责任。

化学来源于生活，又服务于生活。大自然和我们的工作、生活场所都是我们的"实验室"，留心观察，生活中处处离不开化学。

二、化学和医药卫生的关系

（一）人的生理活动与化学变化相伴随

医学的研究对象是人体，人体本身就是由诸多元素组成的物质综合体。构成人体的各种物质的多少及其平衡，直接影响着人体健康。人的生长、发育、衰老、病痛等一切生理、病理现象都是体内物质发生相应的生物化学变化的结果。例如人体需要的主要的三类能量物质：糖类、脂肪、蛋白质，在消化道进行消化的过程，就是在相应酶的作用下发生的化学反应，将大分子逐步分解为小分子，才能被人体吸收，为人体提供能量。氧化反应是生活中最常见的化学反应，例如一些水果、蔬菜切开后会很快变色就是被氧化引起的。人体的衰老从某种角度也可以简单地理解为人体的氧化程度逐渐增大了，抗衰老就需要抗氧化。

（二）药物的药效与其化学组成和结构相关

人们用于防病、治病的药物，其组成和结构通常对药效有直接影响。通过学习化学知识，了解药物结构导致其具有的相应特性，有助于人们科学合理用药。例如很多人为了身体健康会补钙，那么哪些钙剂效果更好呢？从物质的微观结构和化学反应的微观变化来看，应该是经过与胃酸反应，能转化出易溶解的钙离子的钙剂更容易被吸收，而钙剂本身是否可溶并无决定作用。面对药品市场上众多的药物，我们要能合理选择，需要具备一定的化学知识；药物的合成、药物代谢的研究、药物的贮存等需要从业人员具备丰富的化学知识。

（三）利用化学反应检验、诊断疾病

一些医学检验和诊断技术是借助化学原理和化学实验方法设计完成的。例如检验糖尿病病人的尿糖和酮体，就是根据葡萄糖和丙酮的化学性质进行检测。

化学作为医学、药学专业的基础学科，与很多医药学专业学科联系紧密，其基本概念、基本原理、基本实验能力是学习生物化学、生理学、药物学、药物化学、诊断学以及医学临床学科的基础。

三、化学的学习方法

（一）微观的角度

我们生活在物质世界，眼睛能够观察到的通常是宏观现象，但是我们看到的任何物质的变化都有其对应微观结构的改变，化学正是从微观的角度看待物质宏观变化的内在根本原因。构成物质的各种原子，是由质子、中子、电子等更小的微粒构成的。这些更小的微粒数目不同，聚集结合形成了不同元素的原子，表现出各自不同的特性。研究这些微粒

的变化需要我们从微观的视角发现其规律。

（二）实验的方法

化学是一门实验性学科,除了实验室中的验证性实验,我们的生活中也伴随着很多化学变化,要善于从生活"实验"中发现规律和经验,反过来也要能通过实验验证一些化学理论的正确性,并用化学理论指导我们科学地生活和工作。

（三）比较的习惯

无论化学基本概念、基本原理还是实验规律,我们都要善于通过比较,找到其本质特征,做出清晰、准确的辨别。初中我们学习了化学变化、物理变化,通过比较,我们很容易掌握其区别在于是否有新物质生成。类似的情况非常普遍,养成比较的习惯,有助于我们更准确地理解和掌握基本概念和基本原理。

（四）归纳的能力

归纳和总结是学习各个学科普遍需要具备的能力。及时的归纳和总结能够提高阶段性学习的效果,帮助短时记忆转化为长时记忆,并能将相关知识联系起来,加深理解。

四、化学基础知识

（一）构成物质的微粒

初中化学已经开始将我们从纷繁复杂的宏观世界,引领到同样多姿多彩的微观世界,从全新的视角重新认识身边熟悉的物质和现象、规律,初步建立了从微观角度看世界的方法。我们眼前的物质世界,都是由基本粒子质子、中子、电子等组成的原子、分子或离子构成的。

1. 原子　原子通常是由质子和中子构成的原子核以及核外电子组成的。

(1) 原子核:由质子和中子形成的原子核。质子是质量为 $1.672\,6\times10^{-27}kg$ 的小粒子。每个质子带一个正电荷。中子的质量与质子相当,为 $1.674\,8\times10^{-27}kg$。不带电荷。

原子核居于原子中心很小的区域,带有正电荷,称为核电荷,核电荷数由质子数决定。原子的质量主要集中在原子核,核外电子的质量相对比较小,失去或者得到少量的电子,质量变化常常忽略不计。

(2) 核外电子:电子质量为 $9.104\,9\times10^{-31}kg$,仅约为质子质量的 $1/1\,836$。每个电子带有一个负电荷。电子根据能量高低在原子核外分层绕核做高速运动。

因原子中的质子与核外电子数目相等,所以原子整体呈电中性。

原子是化学变化中的最小微粒,在化学变化中不能再分。有些原子可以直接构成物质,如碳 C、铁 Fe、氩 Ar 等。

(3) 原子团:两个或多个原子形成的集体,以整体形式参加化学反应,作用和一个原子相同,则这个集体称为原子团。原子团通常整体表现出带一定量的电荷,被称为"根",如氢氧根 OH^-、铵根 NH_4^+、硫酸根 SO_4^{2-} 等。

2. 分子　同种或不同种元素的原子结合形成分子。

同种元素的原子结合成的分子为单质分子,如氢气分子 H_2,是由两个氢原子结合成一个氢气分子;不同种元素的原子结合成的分子为化合物分子,如水分子 H_2O,是由一个氧原子和两个氢原子形成的化合物分子。

有些物质是由分子构成的,如氧气 O_2、二氧化硫 SO_2、硫酸 H_2SO_4 等。分子是保持物质化学性质的一种微粒。

3. 离子　原子或原子团得失电子形成的带电荷微粒称为离子。原子或原子团得电子带负电荷称为阴离子,如 Cl^-、SO_4^{2-};原子或原子团失电子带正电荷称为阳离子,如 Na^+、NH_4^+。有些物质是由离子构成的,如 NaCl、$(NH_4)_2SO_4$ 等。

课堂互动

微粒 N、N_2、NH_3、NH_4^+、O、O^{2-}、O_3、Mg、Mg^{2+}、SO_3、SO_4^{2-} 中属于原子的为＿＿＿、＿＿＿、＿＿＿;分子的为＿＿＿、＿＿＿、＿＿＿、＿＿＿;离子的为＿＿＿、＿＿＿、＿＿＿、＿＿＿。

（二）组成物质的元素

1. 元素　具有相同核电荷数(即质子数)的一类原子总称为元素。

目前在自然界中发现的元素有 90 余种,人工合成的元素有 20 余种。每种元素可以用国际通用的元素符号表示。元素符号既可以表示一种元素,也可以表示该元素的一个原子,还可以表示由原子直接构成的单质。如:钙的元素符号为 Ca,Ca 既可以表示钙元素,也可以表示一个钙原子,还可以表示钙单质。

2. 元素之间的关系(表 1-1)。

(1) 原子序数:根据各元素原子核电荷数即质子数的多少,依次给每种元素编制序号。即:

$$原子序数=质子数=核电荷数=原子核外电子数$$

随着质子数的依次递增,原子序数逐渐增大,形成各种不同元素。因此,原子中质子数目的多少决定元素的种类。

(2) 相对原子质量(A_r):以 $^{12}_{6}C$ 原子质量的 1/12 为标准,其他原子或微粒的质量与其比较,所得的值。

随着原子核中质子数和中子数的增加,使各种原子的质量逐渐增大,其相对原子质量依次增大。

(3) 最外层电子数:电子层数相同的原子,从左向右最外层电子数从 1 个增加至 8 个。最外层电子的数目决定元素容易通过得电子还是失电子形成 8 电子稳定结构。

(4) 原子半径:电子层数相同的原子,从左向右原子半径逐渐减小;最外层电子数相同的原子,电子层数越多半径越大。

表 1-1　1~18 号元素原子结构

1 氢 H $(+1)$ 1 1.008							2 氦 He $(+2)$ 2 4.003
3 锂 Li $(+3)$ 2 1 6.941	4 铍 Be $(+4)$ 2 2 9.012	5 硼 B $(+5)$ 2 3 10.81	6 碳 C $(+6)$ 2 4 12.01	7 氮 N $(+7)$ 2 5 14.01	8 氧 O $(+8)$ 2 6 16.00	9 氟 F $(+9)$ 2 7 19.00	10 氖 Ne $(+10)$ 2 8 20.18
11 钠 Na $(+11)$ 2 8 1 22.99	12 镁 Mg $(+12)$ 2 8 2 24.31	13 铝 Al $(+13)$ 2 8 3 26.98	14 硅 Si $(+14)$ 2 8 4 28.09	15 磷 P $(+15)$ 2 8 5 30.97	16 硫 S $(+16)$ 2 8 6 32.07	17 氯 Cl $(+17)$ 2 8 7 35.45	18 氩 Ar $(+18)$ 2 8 8 39.95

（5）元素的性质：原子最外层电子数的多少和原子的半径大小共同决定了元素的化学性质。

电子层数相同的原子，左边多为金属元素，最外层电子比较少，容易失去电子形成 8 电子稳定结构；右边的非金属元素，最外层电子相对较多，容易得到电子达到 8 电子稳定结构。

 知识拓展

几个重要的概念

1. **同位素**　一种元素可以是质子数相同的同一类原子的总称，即几种原子可以属于同种元素。例如：质子数均为 1，中子数分别为 0、1、2，形成的三种氢原子氕 $_1^1H$、氘 $_1^2H$、氚 $_1^3H$ 都属于氢元素，在元素周期表中占据同一位置。我们把这种质子数相同，中子数不同的原子互称为同位素。例如 $_6^{12}C$、$_6^{13}C$ 和 $_6^{14}C$；$_{19}^{39}K$ 和 $_{19}^{40}K$。元素中普遍存在同位素现象。可以用 $_Z^A X$ 表示同位素原子，X 表示元素符号，Z 表示质子数，A 表示质量数，A 在数值上等于质子数和中子数之和。中子和质子共同决定原子的种类。

2. **金属性**　元素失去电子形成阳离子的能力。

3. **非金属性**　元素得到电子形成阴离子的能力。

4. **化学键**　结合成物质的各种相邻粒子之间有强烈的相互作用，称之为化学键。离子之间的强烈作用称为离子键，非金属原子之间的强烈作用称为共价键，金属原子之间的强烈作用称为金属键。

写出下列元素的符号或者名称：氟、氧、磷、钙、硅、氮、氯、镁、碳、硫、Fe、Br、Ba、I、Ag、Cu。

3. 元素的两种状态

(1) 元素有两种存在状态：游离态和化合态。

(2) 游离态：元素以单质形式存在的状态。化合态：元素以化合物形式存在的状态。

(三) 物质组成的表示方法

1. 物质的分类　物质可以根据组成元素的种类分为单质和化合物；也可以根据成分的不同分为纯净物和混合物。

(1) 混合物：由两种或两种以上的物质混合而成，无法用一个化学式表示其物质组成。

(2) 纯净物：只由一种物质组成，可用一个化学式表示其组成。

纯净物又可分为单质和化合物。

1) 单质：同种元素组成的纯净物。单质有非金属单质、金属单质和稀有气体，如碳C、臭氧O_3、白磷P_4、镁Mg、氦He等。

2) 化合物：由两种或两种以上元素组成的纯净物。如二氧化碳CO_2、磷酸H_3PO_4、氯化钠NaCl、硫化钠Na_2SO_4等。

化合物可以分为无机化合物和有机化合物，初中介绍的氧化物、酸、碱、盐等都是无机化合物，糖、油脂、蛋白质、维生素等都是有机化合物。本教材将系统介绍有机化合物。

课堂互动

为下列物质进行分类：自来水、食醋、维生素C、氩气、牛奶、纯碱、二氧化硫、石灰石、氮气、氨气、苹果、磷酸、硫黄、氢氧化铁、水银、空气。属于混合物的有＿＿、＿＿、＿＿、＿＿、＿＿；属于纯净物中单质的有＿＿、＿＿、＿＿、＿＿。

2. 化合价　是一种元素和其他元素化合时表现出来的一种性质。

当元素以游离态存在时，该元素不表现化合价，因此单质中元素的化合价为"0"。比如铁等金属单质、氢气等非金属单质、氦等稀有气体的元素化合价均为0。

化合物中元素的化合价有正、负之分。原子失去几个电子，原子就会带几个正电荷，在与其他元素结合时通常表现为正几价；得几个电子，原子就会带几个负电荷，和其他元素结合时表现为负几价。不同物质中,有些元素既可以显正价也可以显负价,元素的最高正价与最外层电子数相等,最低负价为元素原子最外层电子数减去8。

宏观物质通常不带电,因此化合物中正负化合价的代数和等于零。

3. 化学式　国际通用的表示纯净物组成的化学符号,通常是用元素符号和数字组成的式子。

(1) 化学式反映物质的组成:由原子构成的单质,元素符号即为化学式,表示其组成元素,如 S、Cu、Ne 等由原子直接构成单质;由分子构成的物质,单质或化合物的分子式即作为化学式表示其分子组成,用来表示该种物质,如 H_2、O_2、P_4 为分子构成的单质,CO_2、H_2O、H_3PO_4 是由分子构成的化合物。$NaCl$、Na_2SO_4 为离子构成的化合物,离子构成的物质的化学式由组成元素的原子数目最简比表示。

化学式中各原子相对原子质量之和称为化学式量(M_r)。

(2) 化学式书写:根据物质组成的实际情况,写出最简单元中各种所需元素的原子或原子团的数目。化合物中不同元素组成比,需要借助化合价来确定。通常正价元素写在左边,负价元素写在右边,正负化合价代数和等于零。例如:Mg^{2+} 通常为+2 价,Cl^- 表现为−1 价,二者形成化合物,则保证正负化合价代数和等于零,Cl^- 需要两个,其组成化学式为 $MgCl_2$。

(3) 化学式的命名:除了一些分子有约定俗成的固定名称外,1∶1 两种元素形成的化合物,从右往左念,称为“某化某”,如 $NaCl$ 读作氯化钠;标出原子个数的化合物,需要在元素前读出原子个数,如 CO_2 读作二氧化碳。含有原子团的化合物,原子团的数目不需要读出,如 $Ca(OH)_2$ 读作氢氧化钙。

(四) 化学反应方程式

用实际参加化学反应的物质的化学式,根据反应规律描述化学反应的式子,称为化学反应方程式,简称化学方程式。我们可以用化学方程式便捷地表示化学变化。

1. 化学反应方程式的书写　书写化学方程式应以客观事实为依据,遵循质量守恒定律。

质量守恒定律:在化学变化中,有新物质生成,但是反应前后原子的种类、质量和数目保持不变。

首先用化学式表示反应涉及的各种物质,再根据质量守恒定律进行配平,用等号连接反应物和生成物,并标示出反应条件。

例:$3Fe + 2O_2 \xrightarrow{\text{高温}} Fe_3O_4$

2. 运用化学式、化学方程式进行计算　利用化学式、化学方程式可以计算各种物质中及化学反应中物质的质量之间存在的相应数量关系。

(1) 化合物中各组成元素所占比例可用质量百分数表示。

$$某元素的质量百分数=\frac{该元素的相对原子质量×原子个数}{化合物的化学式量}×100\%$$

例:CO_2 中氧元素的质量百分数 $=\dfrac{Ar(O)×2}{Mr(CO_2)}×100\%=\dfrac{16×2}{44}×100\%=72.7\%$

(2) 化学反应中物质的质量之间的关系遵循质量守恒定律。

例:中和 4g NaOH 需要 H_2SO_4 多少 g?

解:设中和 4g NaOH 需要 H_2SO_4 xg

$2NaOH+H_2SO_4=Na_2SO_4+2H_2O$

  2×40   98

   4g   xg

  2×40:98=4:x

  x=4.9g

答:中和 4g NaOH 需要 H_2SO_4 4.9g。

 课堂互动

由该原子结构示意图可以得知,该元素为____号元素,名称为____,元素符号为_____,质子数为____个,核外电子数为_____个,有____个电子层,最外层有____个电子,容易____电子,显示_____价,表现出_____性。该元素相对原子质量为39,其氯化物中氯的质量百分数为_____%。

(五)溶液及其酸碱性

1. 溶液的定义 一种或多种物质分散到另一种物质中形成均匀、稳定的混合物。溶液中包含溶质和溶剂,被分散的物质称为溶质,一种溶液中可以有多种溶质,水是常用的溶剂。

2. 溶液浓度的表示方法 浓度是指一定量溶液中所含溶质的量。溶液的浓度可以用溶质的质量百分数表示。

$$溶液中某溶质质量百分数=\frac{溶质的质量}{溶液的质量}×100\%$$

例如:98% 的浓硫酸指溶质 H_2SO_4 的质量在浓硫酸溶液的质量中所占比例为 98%。

用来衡量溶质的溶解性强弱的溶解度也能反映溶液的浓度大小。溶解度是指一定温度下,该物质在 100g 溶剂中达到饱和状态时所溶解的质量。

3. **溶液酸碱性**　某些溶液能使 pH 试纸变色，pH<7 的溶液称为酸性溶液。常见的酸如盐酸、硫酸、硝酸、磷酸、醋酸、碳酸等，其溶液的 pH 都小于 7。pH>7 的溶液称为碱性溶液。常见的碱如氢氧化钠、氢氧化钾、氢氧化钙、氢氧化钡、氨水等，其溶液的 pH 都大于 7。但是，酸性溶液不仅仅是酸的溶液，碱性溶液也不仅仅是碱的溶液，本教材中会给大家介绍一些不属于酸或碱的酸、碱性溶液。

4. **酸碱的通性**

（1）酸的通性

① 酸可以使紫色石蕊变红

② 酸与活泼金属反应置换出氢气　　　$2HCl+Fe=\!=\!=FeCl_2+H_2\uparrow$

③ 酸与金属氧化物反应生成盐和水　　$2HCl+MgO=\!=\!=MgCl_2+H_2O$

④ 酸与碱发生中和反应生成盐和水　　$HCl+NaOH=\!=\!=NaCl+H_2O$

⑤ 酸与某些盐反应生成另一种酸和另一种盐

$$2HCl+Na_2CO_3=\!=\!=2NaCl+H_2O+CO_2\uparrow$$

（2）碱的通性

① 碱可以使紫色石蕊变蓝

② 碱与非金属氧化物反应生成盐和水　　$2NaOH+CO_2=\!=\!=Na_2CO_3+H_2O$

③ 碱与酸发生中和反应生成盐和水　　　$2NaOH+H_2SO_4=\!=\!=Na_2SO_4+2H_2O$

④ 碱与某些盐反应生成另一种碱和另一种盐

$$2NaOH+CuSO_4=\!=\!=Cu(OH)_2\downarrow+Na_2SO_4$$

 知识拓展

酸、碱、盐的概念

初中教材通常没有酸、碱、盐的定义，为了准确判断什么是酸、碱、盐，现将其定义介绍如下：

1. **酸**　在水溶液中，电离产生的阳离子只有氢离子的物质。如盐酸 HCl、硫酸 H_2SO_4、醋酸 CH_3COOH 等。

2. **碱**　在水溶液中，电离产生的阴离子只有氢氧根离子的物质。如氢氧化钠 $NaOH$、氢氧化钾 KOH、氨水 $NH_3\cdot H_2O$ 等。

3. **盐**　金属阳离子或 NH_4^+ 和酸根离子结合成的化合物。如氯化钠 $NaCl$、碳酸钙 $CaCO_3$、硝酸铵 NH_4NO_3 等。

项目	内容
化学的研究对象	从微观视角来研究各种物质的内在组成、结构及其表现出来的性质、变化规律、合成方法和应用的一门自然科学
化学与医药学的关系	1. 人的生理活动与化学变化相伴随 2. 药物的药效与其化学组成和结构相关 3. 利用化学反应检验、诊断疾病
化学的学习方法	1. 微观的角度 2. 实验的方法 3. 比较的习惯 4. 归纳的能力
初中基础知识	1. 构成物质的微粒 2. 组成物质的元素 3. 物质组成的表示方法 4. 化学反应方程式 5. 溶液及其酸碱性

？ 目标测试

一、选择题

1. 下列微粒是阳离子的是（   ）

    A. H_2O B. Cl^- C. N

    D. H^+ E. O_2

2. 下列化合物中 S 的化合价为+4 的是（   ）

    A. SO_3 B. SO_2 C. S

    D. H_2S E. H_2SO_4

3. 下列物质一定属于酸的是（   ）

    A. H_2O B. $NaHCO_3$ C. CO_2+H_2O

    D. CH_4 E. HCl

4. 下列微粒电子数不是 18 的是（   ）

    A. F^- B. Cl^- C. HCl

    D. Ar   E. K^+

5. 下列不是纯净物的是（   ）

A. 二氧化碳　　　　　　B. 盐酸　　　　　　　　C. 氢氧化钠

D. 硫酸镁　　　　　　　E. 氧化铝

二、填空题

1. 写出下列元素的元素符号：氯_____、氧_____、氮_____、碘_____、硫_____、磷_____、钠_____、钙_____、铝_____、铁_____。

2. 写出下列化学式：盐酸_____、硫酸_____、硝酸_____、磷酸_____、氢氧化钠_____、氢氧化铝_____、二氧化碳_____、二氧化硫_____、氧化钙_____、氧化铝_____、氯化钠_____、碘化钾_____、氯化钙_____、硫酸亚铁_____、氯化铁_____、硫酸镁_____。

3. 读出下列化学式：SO_2_____、H_2S_____、H_2O_____、Na_2SO_4_____、HCl_____、$Al(OH)_3$_____。

三、计算题

完全中和3.65g盐酸需要氢氧化钠多少g？

（陈林丽）

第二章 | 溶 液

02章 数字资源

学习目标

1. 熟悉物质的量、摩尔质量的概念及相关计算。
2. 掌握几种常见溶液浓度的表示方法及相关计算。
3. 了解溶液稀释和配制的方法和步骤。

物质是由分子、原子、离子等微观粒子构成的,而这些单个粒子都非常小,是肉眼看不见且难以称量的。在化学反应中,参加反应的分子、原子或离子是按照一定数目关系进行的,但在生产实践中,这些物质往往用质量来计算。怎样把肉眼看不见的微观粒子数目与可称量的宏观物质的质量联系起来呢?科学上引入了"物质的量"这一物理量。

第一节 物 质 的 量

一、物质的量及其单位

(一)物质的量

物质的量是表示构成物质微观粒子数目的物理量。它与长度、质量和时间等物理量一样,是国际单位制(SI)的 7 个基本物理量之一,用符号 "n" 来表示。书写物质的量时,需注明物质微粒 B 的化学式,表示为 n_B 或 $n(B)$,例如:

氢原子物质的量表示为 n_H 或 $n(H)$;

氢分子物质的量表示为 n_{H_2} 或 $n(H_2)$;

氢离子物质的量表示为 n_{H^+} 或 $n(H^+)$;

"物质的量"是一个固定专有名词,使用时不能随意改动。

（二）物质的量的单位

1971 年第 14 届国际计量大会（CGPM）正式通过决议，规定"物质的量"的基本单位是"摩尔"，单位符号用"mol"来表示，在实际应用中，也常采用毫摩尔（mmol）和微摩尔（μmol）作单位。

国际上规定，0.012kg ^{12}C 中所含碳原子数为 1mol。其他任何物质只要所含的粒子数与 0.012kg ^{12}C 中所含的原子数相等，那么它的物质的量就是 1mol。实验测得该数值约为 6.02×10^{23}。即 1mol 任何物质都约含有 6.02×10^{23} 个基本粒子。例如：

1mol C 含有 6.02×10^{23} 个碳原子；

1mol H_2O 含有 6.02×10^{23} 个水分子；

1mol K^+ 含有 6.02×10^{23} 个钾离子。

由于 6.02×10^{23} 这个数值最早是由意大利科学家阿伏伽德罗测定的，故称为**阿伏伽德罗常数**，用符号 N_A 表示，$N_A \approx 6.02 \times 10^{23}/mol$。

物质的量（n_B）与物质的粒子数（N_B）成正比，它们之间的关系如下：

$$n_B = \frac{N_B}{N_A}$$

物质的量相等的任何物质，它们所含的粒子数一定相同。

课堂互动

1mol H_2SO_4 含多少个氢原子？多少个硫原子？多少个氧原子？

知识链接

国际单位制（SI）的 7 个基本物理量

物理量名称	物理量符号	单位名称	单位符号
长度	L	米	m
质量	m	千克	kg
时间	t	秒	s
电流	I	安[培]	A
热力学温度	T	开[尔文]	k
物质的量	n	摩[尔]	mol
发光强度	I	坎[德拉]	cd

二、摩尔质量

1 摩尔物质的质量称为该物质的摩尔质量。摩尔质量的符号为 M，在书写时，要在 M 的右下角或用括号标明粒子的化学式。物质 B 的摩尔质量记为 M_B 或 $M(B)$，例如：NaCl 的摩尔质量表示为 M_{NaCl} 或 $M(NaCl)$。摩尔质量的数学表达式为：

$$M_B = \frac{m_B}{n_B}$$

其 SI 单位是 kg/mol，在化学和医药上常用 g/mol 作单位。

科学证明，**原子的摩尔质量若以 g/mol 为单位，数值上等于该原子的相对原子质量**。例如：

C 的相对原子质量是 12，则 M_C=12g/mol；

O 的相对原子质量是 16，则 M_O=16g/mol；

Na 的相对原子质量是 23，则 M_{Na}=23g/mol。

同样可以证明，**分子的摩尔质量若以 g/mol 为单位，数值上等于该分子的相对分子质量**。例如：

H_2 的相对分子质量是 2，则 M_{H_2}=2g/mol；

H_2O 的相对分子质量是 18，则 M_{H_2O}=18g/mol；

NaCl 的相对分子质量是 58.5，则 M_{NaCl}=58.5g/mol。

由于电子的质量非常小，失去或得到电子的质量可以忽略不计。因此，**离子的摩尔质量可以看成是形成离子的原子或原子团的摩尔质量**。例如：

H 的相对原子质量是 1，则 M_{H^+}=1g/mol；

Cl 的相对原子质量是 35.5，则 M_{Cl^-}=35.5g/mol；

OH^- 的相对原子质量是 17，则 M_{OH^-}=17g/mol。

总之，**任何物质的摩尔质量如果以 g/mol 为单位，其数值就等于该物质的化学式量**。

物质的量（n_B）、物质质量（m_B）和摩尔质量（M_B）三者之间的关系可用下式表示：

$$n_B = \frac{m_B}{M_B}$$

 课堂互动

计算下列物质的摩尔质量：①Ca；②Mg^{2+}；③CH_3COOH；④K_2SO_4。

三、有关物质的量的计算

有关物质的量的计算主要有以下几种类型:

1. 已知物质的质量,求物质的量。

例 2-1 90g 水的物质的量是多少?

解: ∵ $M_{H_2O}=18g/mol$ $m_{H_2O}=90g$

根据公式 $n_B=\dfrac{m_B}{M_B}$

∴ $n_{H_2O}=\dfrac{m_{H_2O}}{M_{H_2O}}=\dfrac{90g}{18g/mol}=5mol$

答: 90g 水物质的量是 5mol。

2. 已知物质的量,求物质的质量。

例 2-2 4mol NaCl 的质量是多少?

解: ∵ $n_{NaCl}=4mol$ $M_{NaCl}=58.5g/mol$

根据公式 $m_B=n_B\times M_B$

∴ $m_{NaCl}=n_{NaCl}\times M_{NaCl}=4mol\times58.5g/mol=234g$

答: 4mol NaCl 的质量是 234g。

3. 已知物质的质量,求物质的粒子数。

例 2-3 9g H_2O 中含有多少个水分子?多少个氧原子?多少个氢原子?

解: ∵ $M_{H_2O}=18g/mol$ $m_{H_2O}=9g$ $N_A=6.02\times10^{23}/mol$

根据公式 $n_B=\dfrac{m_B}{M_B}$

∴ $n_{H_2O}=\dfrac{m_{H_2O}}{M_{H_2O}}=\dfrac{90g}{18g/mol}=0.5mol$

又 ∵ $n_B=\dfrac{N_B}{N_A}$ 则 $N_B=n_B\cdot N_A$

∴ $N_{H_2O}=n_{H_2O}\times N_A=0.5mol\times6.02\times10^{23}/mol=3.01\times10^{23}$

$N_O=N_{H_2O}=3.01\times10^{23}$

$N_H=N_{H_2O}\times2=6.02\times10^{23}$

答: 9g H_2O 中含有 3.01×10^{23} 个水分子,3.01×10^{23} 个氧原子,6.02×10^{23} 个氢原子。

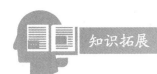

关于国际单位

除了国际单位制中常用物理量的单位,临床上还会用到国际单位。国际单位是经由国际协商规定的标准单位。

在临床上,一些药物如生物制剂、激素、维生素及部分抗生素,由于化学成分未确定或受杂质等影响,含量难以确定,所以通常采用生物实验方法并与标准品加以比较来检定其活动性的高低,习惯上用效价单位来表示。

抗生素的活性用国际单位来表示,即指每毫升或每毫克中含有的有效成分的多少。通过生物检定,具有一定生物效能的最小效价单元称"单位"(U)。

各种抗生素的效价基准是人们为了生产科研方便而规定的,如青霉素效价单位以结晶青霉素钠为标准,现普遍规定,青霉素钠 1mg 中含 1 670 效价单位,即每 1U 相当于 0.6μg。所以,青霉素 80 万单位换算成质量单位应该是:800 000×0.6=480 000μg=480mg=0.48g。

第二节　溶液的浓度

一、常用溶液浓度的表示方法

溶液浓度是指一定量的溶液或溶剂中所含溶质的量。可用下式表示:

$$\text{溶液浓度} = \frac{\text{溶质的量}}{\text{溶液(或溶剂)的量}}$$

溶液的浓度有多种表示方法,医学上常用以下几种:

(一) 物质的量浓度

一定体积的溶液中所含溶质 B 的物质的量,称为物质的量浓度。用符号 c_B 或 $c(B)$ 表示。表达式为:

$$c_B = \frac{n_B}{V}$$

物质的量浓度的 SI 单位是 mol/m^3,化学和医学上多用 mol/L、mmol/L 或 μmol/L 作单位。

关于物质的量浓度的计算主要有下列几类:

1. 已知溶质物质的量和溶液体积,求物质的量浓度。

例 2-4　某 NaOH 溶液 500mL 中含 0.5mol 的 NaOH,试问该 NaOH 溶液物质的量浓

度为多少?

解:∵ $n_{NaOH}=0.5mol$ $V=500mL=0.5L$

根据公式 $c_B=\dfrac{n_B}{V}$

∴ $c_{NaOH}=\dfrac{n_{NaOH}}{V}=\dfrac{0.5mol}{0.5L}=1mol/L$

答:该 NaOH 溶液的物质的量浓度为 1mol/L。

2. 已知溶质质量和溶液的体积,求物质的量浓度。

例 2-5　100mL 正常人血清中含 10.0mg Ca^{2+},计算正常人血清中含 Ca^{2+} 的物质的量浓度。

解:∵ $m_{Ca^{2+}}=10.0mg=0.010g$ $M_{Ca^{2+}}=40.0g/mol$ $V=100mL=0.1L$

根据公式 $c_B=\dfrac{n_B}{V}$ $n_B=\dfrac{m_B}{M_B}$

∴ $c_{Ca^{2+}}=\dfrac{n_{Ca^{2+}}}{V}=\dfrac{m_{Ca^{2+}}}{M_{Ca^{2+}}\cdot V}=\dfrac{0.010g}{40.0g/mol\times0.1L}=2.5\times10^{-3}mol/L=2.5mmol/L$

答:正常人血清中 Ca^{2+} 的物质的量浓度为 2.5mmol/L。

3. 已知物质的量浓度和溶液体积,求溶质的质量。

例 2-6　临床使用的 $NaHCO_3$ 溶液,其物质的量浓度为 0.149mol/L,问要配制该浓度的 $NaHCO_3$ 溶液 1 000mL,需用多少克 $NaHCO_3$?

解:∵ $c_{NaHCO_3}=0.149mol/L$ $M_{NaHCO_3}=84g/mol$ $V=1\,000mL=1L$

根据公式 $c_B=\dfrac{n_B}{V}$

∴ $n_{NaHCO_3}=c_{NaHCO_3}\times V=0.149mol/L\times1L=0.149mol$

又 ∵ $n_B=\dfrac{m_B}{M_B}$

∴ $m_{NaHCO_3}=n_{NaHCO_3}\times M_{NaHCO_3}=0.149mol\times84g/mol\approx12.5g$

答:配制浓度为 0.149mol/L 的 $NaHCO_3$ 溶液 1 000mL 需用 12.5g $NaHCO_3$。

4. 已知溶质质量和溶液物质的量浓度,求溶液体积。

例 2-7　用 90g 葡萄糖($C_6H_{12}O_6$)能配制 0.278mol/L 的葡萄糖注射液多少毫升?

解:∵ $c_{C_6H_{12}O_6}=0.278mol/L$ $m_{C_6H_{12}O_6}=90g$ $M_{C_6H_{12}O_6}=180g/mol$

根据公式 $c_B=\dfrac{n_B}{V}$ $n_B=\dfrac{m_B}{M_B}$

∴ $V=\dfrac{n_B}{c_B}=\dfrac{m_{C_6H_{12}O_6}}{c_{C_6H_{12}O_6}\times M_{C_6H_{12}O_6}}=\dfrac{90g}{0.278mol/L\times180g/mol}\approx1.8L=1\,800mL$

答:用 90g 葡萄糖($C_6H_{12}O_6$)能配制 0.278mol/L 的葡萄糖注射液 1 800mL。

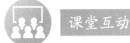

临床上纠正酸中毒时可使用物质的量浓度为 1mol/L 的乳酸钠（$NaC_3H_5O_3$）注射液，规格为每支注射液中含乳酸钠 2.24g，求每支乳酸钠注射液的体积是多少毫升？

（二）质量浓度

一定体积的溶液中所含溶质 B 的质量,称为质量浓度。用符号 ρ_B 表示,表达式为:

$$\rho_B = \frac{m_B}{V}$$

书写质量浓度时,为了避免与密度符号 ρ 混淆,一定要用下角标或在括号内标明溶质的化学式。例如,氯化钠溶液的质量浓度记为 ρ_{NaCl} 或 $\rho(NaCl)$。

质量浓度的 SI 单位是 kg/m^3,在化学和医药上多用 g/L、mg/L、μg/L 等单位。

例 2-8 临床注射用生理盐水的规格是 500mL 生理盐水中含 4.5g NaCl,问生理盐水的质量浓度是多少？某患者需要静脉滴注 800mL 生理盐水,则有多少克 NaCl 进入了体内？

解: ∵ $m_{NaCl}=4.5g$　$V=500mL=0.5L$

根据公式 $\rho_B = \dfrac{m_B}{V}$

∴ $\rho_{NaCl} = \dfrac{m_{NaCl}}{V} = \dfrac{4.5g}{0.5L} = 9g/L$

又 ∵ $V=800mL=0.8L$

∴ $m_{NaCl} = \rho_{NaCl} \times V = 9g/L \times 0.8L = 7.2g$

答: 生理盐水的质量浓度为 9g/L,某患者静脉滴注 800mL 生理盐水,有 7.2g NaCl 进入体内。

 课堂互动

1. 在实际工作中,常需将溶液物质的量浓度与质量浓度之间相互换算,其换算公式是:$c_B = \dfrac{\rho_B}{M_B}$,请试推导出换算过程。

2. 临床上纠正酸中毒用的乳酸钠（$NaC_3H_5O_3$）注射液的物质的量浓度为 1mol/L,问该注射液的质量浓度是多少？

（三）质量分数

质量分数是指溶质 B 的质量与溶液质量之比。用符号 ω_B 表示,表达式为:

$$\omega_B = \frac{m_B}{m}$$

应注意 m_B 与 m 的单位必须相同。

例 2-9 氯化钾注射液在临床上常用于治疗各种原因引起的低钾血症,现将 5g 钾溶于 95g 水中,计算此溶液中 KCl 的质量分数。

解: ∵　$m_{KCl}=5g$　　$m=5g+95g=100g$

根据公式 $\omega_B = \dfrac{m_B}{m}$

∴　$\omega_{KCl} = \dfrac{m_{KCl}}{m} = \dfrac{5g}{100g} = 0.05$

答: 此溶液中 KCl 的质量分数为 0.05。

(四) 体积分数

体积分数是指液态溶质 B 的体积与溶液体积之比。 用符号 φ_B 表示,表达式为:

$$\varphi_B = \frac{V_B}{V}$$

应注意 V_B 与 V 的单位必须相同。

例 2-10　500mL 消毒酒精中含纯酒精 375mL,计算此医用消毒酒精的体积分数。

解: ∵　$V_B=375mL$　　$V=500mL$

根据公式 $\varphi_B = \dfrac{V_B}{V}$

∴　$\varphi_B = \dfrac{V_B}{V} = \dfrac{375mL}{500mL} = 0.75$

答: 此医用消毒酒精的体积分数为 0.75。

 知识链接

酒类的 "度"

白酒、黄酒、葡萄酒等酒类的 "度" 就是指酒精的体积分数。我国白酒一般为 50~65 度。例如:52 度的白酒,表示 100mL 溶液里含有酒精 52mL。

二、溶液的稀释和配制

(一) 溶液的稀释公式

在实际工作中,经常需要把浓溶液配制成稀溶液,即溶液的稀释。溶液的稀释就是在

溶液中加入溶剂使浓溶液的浓度变小的过程。溶液稀释的特点是溶液的体积变大,而溶质的量保持不变。即:

稀释前溶质的量=稀释后溶质的量

若稀释前溶液的浓度分别用 c_{B_1}、ρ_{B_1}、φ_{B_1} 表示,体积为 V_1;稀释后溶液的浓度用 c_{B_2}、ρ_{B_2}、φ_{B_2} 表示,体积为 V_2。

则稀释公式表示为:

$$c_{B_1}V_1 = c_{B_2}V_2$$
$$\rho_{B_1}V_1 = \rho_{B_2}V_2$$
$$\varphi_{B_1}V_1 = \varphi_{B_2}V_2$$

当溶液的浓度用质量分数 ω_B 表示,溶液的质量用 m 表示时,则稀释公式为:

$$\omega_{B_1}m_1 = \omega_{B_2}m_2$$

使用稀释公式时应注意:稀释前后必须用同一浓度表示法,体积单位要一致。

例 2-11 要配制 1/6mol/L 的乳酸钠($NaC_3H_5O_3$)溶液 1 500mL,问需要 1mol/L 的乳酸钠溶液多少毫升?

解: ∵ $c_1(NaC_3H_5O_3)$=1mol/L $\quad$ $c_2(NaC_3H_5O_3)$=1/6mol/L $\quad$ V_2=1 500mL=1.5L

根据公式 $c_{B_1}V_1 = c_{B_2}V_2$

∴ $V_1 = \dfrac{c_2(NaC_3H_5O_3) \times V_2}{c_1(NaC_3H_5O_3)} = \dfrac{1/6\text{mol/L} \times 1.5\text{L}}{1\text{mol/L}} = 0.25\text{L} = 250\text{mL}$

答: 需用 1mol/L 的乳酸钠溶液 250mL。

例 2-12 苯巴比妥钠在临床上用于镇静、催眠及抗惊厥等。该注射液的规格为每支 1mL,质量浓度为 100g/L。在小白鼠抗惊厥的药物实验中,需要的浓度是 5g/L,问一支苯巴比妥钠能稀释成多少毫升?

解: ∵ ρ_{B_1}=100g/L $\quad$ V_1=1mL $\quad$ ρ_{B_2}=5g/L

根据公式 $\rho_{B_1}V_1 = \rho_{B_2}V_2$

∴ $V_2 = \dfrac{\rho_{B_1} \times V_1}{\rho_{B_2}} = \dfrac{100\text{g/L} \times 1\text{mL}}{5\text{g/L}} = 20\text{mL}$

答: 一支苯巴比妥钠能稀释成 5g/L 的溶液 20mL。

例 2-13 要配制体积分数为 0.35 的酒精溶液 500mL,问需体积分数为 0.95 的酒精溶液多少毫升?

解: ∵ φ_{B_1}=0.95 $\quad$ φ_{B_2}=0.35 $\quad$ V_2=500mL

根据公式 $\varphi_{B_1}V_1 = \varphi_{B_2}V_2$

∴ $V_1 = \dfrac{\varphi_{B_2}V_2}{\varphi_{B_1}} = \dfrac{0.35 \times 500}{0.95} \approx 184\text{mL}$

答: 需体积分数为 0.95 的酒精溶液 184mL。

稀释公式是否适用于溶液的浓缩?

(二)溶液配制的一般步骤

溶液配制通常有两种情况:一种是溶质为固体,直接配成一定浓度的溶液;另一种是将浓溶液配制成稀溶液(溶液的稀释)。

1. 溶质为固体,直接配成一定浓度的溶液。

例 2-14 如何配制 500mL 生理盐水?

解:(1) 计算:计算所需 NaCl 的质量。

∵ ρ_{NaCl}=9g/L V=500mL=0.5L

根据公式 $\rho_B = \dfrac{m_B}{V}$

∴ $m_{NaCl} = \rho_{NaCl} \times V = 9g/L \times 0.5L = 4.5g$

(2) 称量:用托盘天平称取 4.5g NaCl 置于 100mL 烧杯中。

(3) 溶解:用量筒量取约 30mL 蒸馏水倒入烧杯中,用玻璃棒搅拌至 NaCl 完全溶解。

(4) 转移:用玻璃棒将烧杯中的 NaCl 溶液引流到 500mL 容量瓶中,然后用少量蒸馏水洗涤烧杯 2~3 次,每次的洗涤液都注入容量瓶中。

(5) 定容:向容量瓶中继续加蒸馏水,至距离刻度线 1~2cm 处,改用胶头滴管滴加蒸馏水至溶液凹面与刻度线相切。

(6) 混匀:盖好瓶塞,将溶液混匀。

(7) 装瓶贴签(或回收):将配制好的溶液倒入试剂瓶中,贴上标签(标明试剂名称、浓度、配制时间)备用,或倒入指定的回收容器内。

2. 将浓溶液配制成稀溶液(溶液的稀释)。

例 2-15 若配制 100mL φ_B=0.75 的消毒酒精,需用 φ_B=0.95 的药用酒精多少毫升?如何配制?

解:(1)计算:计算所需 φ_B=0.95 的药用酒精的体积。

∵ φ_{B_1}=0.95 φ_{B_2}=0.75 V_2=100mL

根据公式 $\varphi_{B_1}V_1 = \varphi_{B_2}V_2$

∴ $V_1 = \dfrac{\varphi_{B_2} \times V_2}{\varphi_{B_1}} = \dfrac{0.75 \times 100mL}{0.95} \approx 78.9mL$

(2) 量取:用 100mL 量筒准确量取 φ_B=0.95 的药用酒精 78.9mL。

(3) 转移:用玻璃棒将量筒中的酒精溶液引流到 100mL 容量瓶中,然后用少量蒸馏水冲洗玻璃棒,冲洗液注入容量瓶中。

（4）定容：向容量瓶中继续加蒸馏水，至离刻度线 1~2cm 处，改用胶头滴管滴加蒸馏水至溶液凹面与刻度线相切。

（5）混匀：盖好瓶塞，将溶液混匀。

（6）装瓶贴签（或回收）：将配制好的溶液倒入试剂瓶中，贴上标签（标明试剂名称、浓度、配制时间）备用，或倒入指定的回收容器内。

 课堂互动

如何配制 50g/L 的葡萄糖溶液？

 知识拓展

青霉素皮试液配制

青霉素是临床上常用的抗生素，但发生过敏反应的概率较高，其中以过敏性休克最为严重，甚至可导致死亡，因此使用前必须做过敏试验，皮试液浓度为 100~500U/mL。现以 500U/mL 皮试液为例，用规格为 80 万 U/支的青霉素配制，步骤为：

1. 取 80 万 U 青霉素加入 3.7mL 生理盐水，振摇使之充分溶解，得 4mL 溶液，青霉素为 20 万 U/mL。

2. 取上述溶液 0.1mL，加生理盐水至 1mL，摇匀，溶液中青霉素 2 万 U/mL。

3. 取上述溶液 0.1mL，加生理盐水至 1mL，摇匀，溶液中青霉素 2 千 U/mL。

4. 取上述溶液 0.25mL，加生理盐水至 1mL，摇匀，即得皮试液 500U/mL。

本章小结

项目	内容
一、物质的量	
物质的量	表示构成物质微观粒子数目的物理量，符号为 n_B 或 $n(B)$
摩尔	物质的量的单位，符号为 mol，1mol=阿伏伽德罗常数 $\approx 6.02 \times 10^{23}$/mol
摩尔质量	在数值上等于该物质的化学式量，符号为 M_B 或 $M(B)$，单位为 g/mol
阿伏伽德罗常数	0.012kg ^{12}C 所含的碳原子数目，用符号 N_A 表示
有关计算	$n_B = \dfrac{N_B}{N_A}$ $n_B = \dfrac{m_B}{M_B}$

项目	内容
二、溶液浓度的表示方法	
物质的量浓度	$c_B=\dfrac{n_B}{V}$ 单位 mol/L
质量浓度	$\rho_B=\dfrac{m_B}{V}$ 单位 g/L
体积分数	$\varphi_B=\dfrac{V_B}{V}$
质量分数	$\omega_B=\dfrac{m_B}{m}$
三、溶液的稀释和配制	
稀释公式	$c_{B_1}V_1=c_{B_2}V_2 \quad \rho_{B_1}V_1=\rho_{B_2}V_2$ $\varphi_{B_1}V_1=\varphi_{B_2}V_2 \quad \omega_{B_1}m_1=\omega_{B_2}m_2$
稀释步骤	计算、量取、转移、定容、混匀、装瓶贴签(或回收)
溶液配制步骤	计算、称量、溶解、转移、定容、混匀、装瓶贴签(或回收)

 目标测试

一、选择题

1. 物质的量是表示( )

   A. 物质数量的量　　　　　　B. 物质质量的量　　　　　　C. 物质粒子数目的量

   D. 物质单位的量　　　　　　E. 物质能量的量

2. 0.5mol Na_2SO_4 中含有的 Na^+ 数是( )个

   A. $3.01×10^{23}$　　　　　　B. $6.02×10^{23}$　　　　　　C. 0.5

   D. 1　　　　　　E. 2

3. 1mol 氢气与 1mol 二氧化碳具有相同的( )

   A. 分子数　　　　　　B. 原子数　　　　　　C. 质量

   D. 摩尔质量　　　　　　E. 粒子数

4. 下列说法中,错误的是( )

   A. 1mol 氮气含 $6.02×10^{23}$ 个原子　　　　　　B. 1mol 氮气含 $6.02×10^{23}$ 个分子

C. 1mol 氮气的质量是 28g D. 氮气的摩尔质量是 28g/mol

E. 1mol 氮气含 $14 \times 6.02 \times 10^{23}$ 个电子

5. 下列各物质质量相同,物质的量最少的是( )

A. H_2O B. H_2SO_4 C. NaOH

D. K_2SO_4 E. HCl

6. 下列物质含分子数最多的是( )

A. 17g NH_3 B. 9g H_2O C. 73g HCl

D. 147g H_2SO_4 E. 5g H_2

7. 将 4g NaOH 溶解在 1L 水中,取出 10mL,其物质的量浓度是( )

A. 1mol/L B. 0.1mol/L C. 0.01mol/L

D. 10mol/L E. 0.5mol/L

8. 将 12.5g 葡萄糖溶于水,配成 250mL 溶液,该溶液的质量浓度为( )

A. 25g/L B. 5g/L C. 50g/L

D. 0.025g/L E. 0.5g/L

9. 0.149mol/L 的 $NaHCO_3$ 溶液,其质量浓度为( )

A. 12.1g/L B. 12.2g/L C. 12.3g/L

D. 12.5g/L E. 1.25g/L

10. 9g/L 的生理盐水,其物质的量浓度是( )mol/L

A. 0.154 B. 0.015 4 C. 0.280

D. 1.54 E. 0.9

11. 配制 0.10mol/L 乳酸钠($NaC_3H_5O_3$)溶液 250mL,需用 112g/L 乳酸钠溶液的体积为( )

A. 50mL B. 40mL C. 25mL

D. 15mL E. 5mL

12. 人体血液平均每 100mL 中含 K^+ 19mg,则血液中 K^+ 的物质的量浓度约为( )mmol/L

A. 0.004 9 B. 0.49 C. 4.9

D. 49 E. 490

二、填空题

1. 2mol 的 H_2SO_4 中含有_____mol H,_____mol O。

2. 氯化钠的摩尔质量 $M_{NaCl}=$_____,0.5mol NaCl 的质量 $m_{NaCl}=$_____。

3. 20g NaOH 的物质的量 $n_{NaOH}=$_____,64g SO_2 中的氧原子数 $N_O=$_____。

4. 2mol HCl 的分子数 $N_{HCl}=$_____,质量 $m_{HCl}=$_____。

5. 配制体积分数为 0.3 的甘油溶液 100mL,需要甘油_____mL。

6. 高烧患者除药物治疗外,还可用体积分数为 0.25~0.35 的酒精溶液擦浴进行物理降温。用消毒酒精_____mL 可以配制 60mL 的擦浴用酒精溶液。

7. 0.15mol/L CaCl$_2$ 溶液中 Cl$^-$ 的物质的量浓度是_____。

8. 100mL 正常人血浆中含血浆蛋白 7g,血浆蛋白的质量浓度是_____。

三、计算题

1. 儿童验光散瞳时使用的阿托品溶液的质量浓度为 10g/L,现要配制该溶液 100mL,需称取多少克固体阿托品?

2. 碳酸氢钠注射液的规格为每支(10mL)含碳酸氢钠 0.5g,计算该注射液物质的量浓度是多少?

3. 某患者需要补 0.04mol 的 K$^+$,问需要多少支 100g/L 的 KCl 针剂(每支 10mL)加到葡萄糖溶液中静脉滴注?

4. 新洁尔灭是临床上常用的外用消毒液,在使用时需将 50g/L 的新洁尔灭稀释成 1g/L 的溶液,现有 100mL 50g/L 溶液,能稀释成 1g/L 的溶液多少毫升?

四、学以致用

1. 正常人血液中葡萄糖(相对分子质量为 180)的浓度为 3.9~6.1mmol/L。现测得某人 1mL 血液中含有葡萄糖 1mg,此人的血糖正常吗?

2. 头孢菌素类是临床上常用的抗生素,但个别人会产生过敏反应,使用前须做过敏试验,皮试液浓度为 500μg/mL。现有规格为 0.5g/支的头孢类抗生素,用生理盐水作为稀释液,在临床上如何配制?

(谢玉胜)

第三章 │ 电解质溶液

03章

03 章 数字资源

学习目标

1. 掌握弱电解质的电离、强酸溶液和强碱溶液 pH 的计算、溶液酸碱性的判断方法、缓冲溶液的组成及溶液浓度与渗透浓度的关系。
2. 熟悉强电解质和弱电解质、缓冲溶液、渗透压的概念。
3. 了解电离度和水的离子积。

根据化合物在水溶液里或熔融状态下能否导电,可将其分为电解质和非电解质。人们将在水溶液中或熔融状态下能导电的化合物称为电解质,其水溶液称为电解质溶液,如盐酸溶液、氢氧化钠溶液、氯化钠溶液等。在水溶液中和熔融状态下都不能导电的化合物称为非电解质,如葡萄糖、乙醇等。

电解质常以离子形式广泛分布于细胞内外,参与生物体内许多重要的生理活动,对维持正常生命活动起着非常重要的作用。

第一节 电解质的电离

电解质在溶液中产生自由移动的离子,单位体积内离子数目越多,溶液导电能力越强;离子数目越少,溶液导电能力越弱。

根据电解质导电能力强弱,可将电解质分为强电解质和弱电解质。

一、强电解质和弱电解质

【演示实验】 在 5 个烧杯中分别盛有等体积的 0.1mol/L 盐酸、氢氧化钠、氯化钠、氨水和醋酸溶液,插入电极,接通电源,注意观察灯泡的明亮程度(图 3-1)。

实验结果表明:盐酸、氢氧化钠、氯化钠溶液所连的灯泡较亮,而醋酸和氨水溶液所

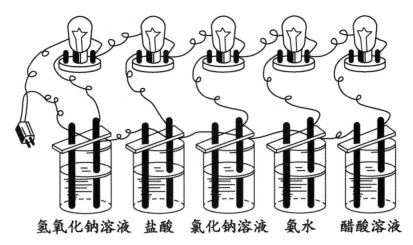

氢氧化钠溶液　盐酸　氯化钠溶液　氨水　醋酸溶液

图 3-1　几种电解质溶液导电实验

连的灯泡则较暗。说明在相同体积和浓度的条件下,不同电解质的导电能力是不同的。

溶液导电能力强弱不同,说明溶液中所含离子数目不同。而溶液中离子数目的多少与电解质的电离程度有关。

(一)强电解质

在水溶液中能全部电离成阴、阳离子的电解质称为强电解质。常见强电解质见表3-1。

表 3-1　常见强电解质

物质类型	实例
强酸	HCl、H_2SO_4、HNO_3、$HClO_4$、HBr、HI
强碱	$NaOH$、KOH
大多数盐	$NaCl$、K_2SO_4、Na_2CO_3、NH_4Cl、$CuSO_4$

强电解质的电离过程是单向的,即电解质分子在水中完全电离成离子,其电离过程可用电离方程式表示为:

$$HCl = H^+ + Cl^-$$

$$NaOH = Na^+ + OH^-$$

$$NaCl = Na^+ + Cl^-$$

(二)弱电解质

在水溶液里只有部分电离成阴、阳离子的电解质称为弱电解质。弱酸和弱碱都是弱电解质。如:$NH_3 \cdot H_2O$、CH_3COOH、H_2CO_3、H_2S 等。

在弱电解质溶液里,弱电解质分子电离成离子的同时,部分离子又重新结合成分子,该过程是双向可逆的,用电离方程式表示为:

$$NH_3 \cdot H_2O \rightleftharpoons NH_4^+ + OH^-$$

$$CH_3COOH \rightleftharpoons H^+ + CH_3COO^-$$

如果弱电解质是多元弱酸,则它们的电离是分步进行的。如碳酸的电离:

第一步 $$H_2CO_3 \rightleftharpoons H^+ + HCO_3^-$$

第二步 $$HCO_3^- \rightleftharpoons H^+ + CO_3^{2-}$$

多元弱酸的电离中,第一步电离程度最大,第二步电离程度减小,并依次递减。

二、弱电解质的电离平衡

(一) 电离平衡

以醋酸为例:

$$CH_3COOH \rightleftharpoons H^+ + CH_3COO^-$$

醋酸溶于水中开始电离时,主要是醋酸分子电离成氢离子和醋酸根离子,醋酸分子浓度比较大,电离速率比较快,此过程称为电离的正反应。随着电离的进行,醋酸分子浓度不断减小,电离速率逐渐减慢;溶液中离子浓度不断增大,氢离子和醋酸根离子结合成醋酸分子的速率逐渐加快,此过程称为电离的逆反应。在一定温度下,电离的正反应和逆反应的速率相等时,溶液里的醋酸分子、氢离子和醋酸根离子的浓度不再随时间改变而改变,此时弱电解质溶液达到电离平衡状态。

在一定条件下,当弱电解质分子电离成离子的速率和离子重新结合成分子的速率相等,弱电解质分子及各种离子的浓度不再改变的状态称为电离平衡。

电离平衡是一种动态平衡,当外界条件改变时,如某种微粒浓度改变或者反应温度改变时,平衡都将发生相应的变化。

(二) 电离度

不同的弱电解质在水溶液里的电离程度不同,其电离程度的大小可用电离度来表示。

电离度是指在一定温度下,当弱电解质在溶液中达到电离平衡时,已电离的弱电解质分子数占电离前该弱电解质分子总数的百分数。通常用符号 α 表示。

$$\alpha = \frac{已电离的分子数}{分子总数} \times 100\%$$

电解质越弱,它的电离度越小。通过电离度可以定量地表示弱电解质的相对强弱。影响电解质电离度的因素除其自身的结构和性质外,还与溶液的浓度及温度有关。几种常见电解质的电离度见表3-2。

在 0.1mol/L 溶液中,$\alpha > 30\%$ 的电解质称为强电解质,α 在 5%~30% 的称为中强电解质,$\alpha < 5\%$ 的称为弱电解质。

(三) 电离平衡移动

在氨水中存在着下列电离平衡:

$$NH_3 \cdot H_2O \rightleftharpoons NH_4^+ + OH^-$$

表 3-2　几种常见电解质的电离度(25℃,0.1mol/L)

电解质	化学式	电离度/%	电解质	化学式	电离度/%
盐酸	HCl	92	氢氧化钠	NaOH	84
硝酸	HNO₃	92	氢氧化钾	KOH	89
硫酸	H₂SO₄	61	氨水	NH₃·H₂O	1.33
磷酸	H₃PO₄	27	氯化钠	NaCl	84
醋酸	CH₃COOH	1.32	硝酸银	AgNO₃	81
碳酸	H₂CO₃	0.17	醋酸钠	CH₃COONa	79

达到平衡时,溶液里 $NH_3 \cdot H_2O$、NH_4^+、OH^- 都保持着一定的浓度。如果改变其中任一浓度,平衡则发生移动。例如:向溶液中加入 HCl 后,HCl 中的 H^+ 能与溶液中的 OH^- 结合生成 H_2O,溶液中 OH^- 浓度减小,使平衡向右移动;加入 NaOH 能够增大 OH^- 浓度,使平衡向左移动;加入浓氨水增大了 $NH_3 \cdot H_2O$ 的浓度,使平衡向右移动。

由此可见,当弱电解质达到电离平衡时,改变弱电解质分子或离子的浓度可使原来的电离平衡被破坏而发生移动,直至建立新的平衡。

由于条件(如浓度)的改变,弱电解质由原来的电离平衡达到新的电离平衡的过程,称为电离平衡的移动。

 课堂互动

在醋酸溶液中,分别加入氢氧化钠、醋酸钠、盐酸,电离平衡向哪个方向移动?

三、同离子效应

【演示实验】 取小烧杯加入 1mol/L 氨水 2mL,酚酞试液 1 滴,振荡均匀后分别倒入两支试管中,向其中的一支试管中加入少量氯化铵(NH_4Cl)固体,振摇使之溶解,观察两支试管的颜色是否一致。

实验结果表明,在氨水中滴入酚酞,溶液因呈碱性而显红色。在氨水溶液中加入固体氯化铵后,溶液红色变浅,说明溶液的碱性减弱,即 OH^- 浓度减小。这是由于氯化铵是强电解质,在溶液中完全电离,使溶液中的 NH_4^+ 浓度增大,破坏了氨水原来的电离平衡,使氨水的电离平衡向左移动,从而降低了 $NH_3 \cdot H_2O$ 的电离度,溶液中的 OH^- 浓度减小,碱性减弱。

$$NH_3 \cdot H_2O \rightleftharpoons OH^- + \boxed{NH_4^+}$$
$$NH_4Cl = Cl^- + \boxed{NH_4^+}$$

在弱电解质溶液里,加入和弱电解质具有相同离子的强电解质,使弱电解质电离度减小的现象称为同离子效应。同离子效应在药物分析中用来控制溶液中某种离子的浓度,还可用于缓冲溶液的配制。

知识拓展

人体中的水和电解质

水和电解质广泛分布在细胞内外,参与体内许多代谢活动,可以维持体液渗透压平衡、体液的酸碱平衡、神经和肌肉的应激性、细胞正常的物质代谢,对正常生命活动的进行起着非常重要的作用。水、电解质代谢紊乱在临床上十分常见。许多全身性的病理过程(如肾病、呕吐、腹泻等),都可以引起或伴有水、电解质代谢紊乱;一些外界因素如药物使用不当或运动后大量饮用碳酸饮料等,也可导致水、电解质代谢紊乱。如果不及时调整,可使全身各系统特别是心血管系统、神经系统的生理功能和机体的物质代谢发生相应的障碍,严重时常可导致死亡。

第二节　水的电离及溶液的酸碱性

人体中 60%~80% 为水,水是生命之源,是构成身体内各种体液的主要成分,参与机体代谢活动,对维持正常生命活动起着非常重要的作用。同时水也是一种重要的溶剂,能溶解许多物质,化学中如果没有特别说明,溶液指的都是水溶液。溶液的酸碱性取决于溶质和水的电离平衡,因此有必要了解水的电离情况。

一、水 的 电 离

人们通常认为纯水不导电。但用精密的仪器测定,发现水有微弱的导电能力。这说明水是一种极弱的电解质,它能电离出极少量的 H^+ 和 OH^-,其电离方程式为:

$$H_2O \rightleftharpoons H^+ + OH^-$$

实验测得,在 25℃时,1L 纯水中仅有 1.0×10^{-7} mol 水分子电离,可电离出 H^+ 和 OH^- 各 1.0×10^{-7} mol,两者的乘积是一个常数,用 K_W 表示。

$$K_W = [H^+][OH^-] = 1.0 \times 10^{-14}$$

K_W 称为水的离子积常数,简称水的离子积。

水的电离是吸热过程,所以水的离子积随温度的升高而增大,例如 100℃时,$K_W = 1.0 \times 10^{-12}$。

二、溶液的酸碱性和 pH

（一）溶液的酸碱性和［H⁺］、pH 的关系

常温时，纯水中［H^+］和［OH^-］相等，都是 1.0×10^{-7} mol/L，所以纯水既不显酸性也不显碱性，而是呈中性。

如果向纯水中加入酸，由于［H^+］的增大，使水的电离平衡向左移动，当达到新的平衡时，［OH^-］减小，［H^+］>［OH^-］，溶液呈酸性。

如果向纯水中加入碱，由于［OH^-］的增大，使水的电离平衡向左移动，达到新的平衡时，［H^+］减小，［H^+］<［OH^-］，溶液呈碱性。

综上所述，常温时溶液的酸碱性与［H^+］和［OH^-］的关系可表示为：

中性溶液：［H^+］=［OH^-］=1.0×10^{-7} mol/L

酸性溶液：［H^+］>1.0×10^{-7} mol/L>［OH^-］

碱性溶液：［H^+］<1.0×10^{-7} mol/L<［OH^-］

由此可见，在任何水溶液中由于都存在着水的电离平衡，无论是中性、酸性还是碱性溶液，都同时含有 H^+ 和 OH^-，且二者浓度的乘积是一个常数。溶液的酸碱性取决于溶液中［H^+］和［OH^-］的相对大小。［H^+］越大，［OH^-］越小，溶液的酸性越强；［H^+］越小，［OH^-］越大，溶液的碱性越强。

溶液的酸碱性习惯上采用［H^+］来表示。但当溶液中的［H^+］很小时，用［H^+］来表示溶液的酸碱性就很不方便。此时常采用 pH 来表示溶液的酸碱性，pH 就是溶液中氢离子浓度的负对数，其数学表达式为：

$$pH=-\lg［H^+］$$

例如：纯水中［H^+］=10^{-7} mol/L，则纯水的 pH=$-\lg10^{-7}$=7。

某酸性溶液中［H^+］=10^{-2} mol/L，则溶液的 pH=$-\lg10^{-2}$=2。

某碱性溶液［H^+］=10^{-11} mol/L，则溶液的 pH=$-\lg10^{-11}$=11。

［H^+］与 pH 的对应关系见表 3-3。

表 3-3　［H^+］与 pH 的对应关系

［H^+］	10^0	10^{-1}	10^{-2}	10^{-3}	10^{-4}	10^{-5}	10^{-6}	10^{-7}	10^{-8}	10^{-9}	10^{-10}	10^{-11}	10^{-12}	10^{-13}	10^{-14}
pH	0	1	2	3	4	5	6	7	8	9	10	11	12	13	14

溶液的 pH 越小，酸性越强，溶液的 pH 越大，碱性越强。溶液的 pH 相差 1 个单位，［H^+］相差 10 倍。

溶液的酸碱性与 pH 的关系是：

中性溶液　　pH=7

酸性溶液　　pH<7

碱性溶液　　pH>7

但应该注意,pH 常用范围在 1~14。当溶液的 [H^+] 大于 1mol/L,一般不用 pH 而直接用 [H^+] 来表示溶液的酸性;pH>14 时直接用 [OH^-] 来表示溶液的碱性则更为方便。

当溶液的 [H^+] 很小时,如小于 10^{-6}mol/L 时,在进行有关计算时,水的电离不能忽略。

(二) 溶液 pH 的计算

先计算出溶液的 [H^+],再根据公式 pH=$-$lg [H^+] 求出溶液的 pH。

1. 强酸溶液　可以直接利用公式 pH=$-$lg [H^+] 计算。

例 3-1　求 0.001mol/L HCl 溶液的 pH。

解：∵　HCl 是强电解质 HCl=H^++Cl^-

　　　　则 [H^+]=[HCl]=0.001mol/L=1×10^{-3}mol/L

　　∴　pH=$-$lg [H^+]=$-$lg(1×10^{-3})=3

答：0.001mol/L HCl 溶液的 pH 为 3。

2. 强碱溶液　可先利用公式 [H^+][OH^-]=1×10^{-14} 计算出 [H^+],再根据公式 pH=$-$lg[H^+] 求出溶液的 pH。

例 3-2　求 0.01mol/L NaOH 溶液的 pH。

解：∵　NaOH 是强电解质 NaOH=Na^++OH^-

　　　　则 [OH^-]=0.01mol/L=1×10^{-2}mol/L

　　　　[H^+]=K_w/[OH^-]=1×10^{-14}/1×10^{-2}=1×10^{-12}(mol/L)

　　∴　pH=$-$lg [H^+]=$-$lg(1×10^{-12})=12

答：0.01mol/L NaOH 溶液的 pH 为 12。

课堂互动

试分别计算 0.01mol/L HCl 溶液和 0.001mol/L NaOH 溶液的 pH。

pH 在医学和生物学上有着重要的意义。例如人体正常血液的 pH 总维持在 7.35~7.45。临床上将血液的 pH 小于 7.35 称为酸中毒,pH 大于 7.45 称为碱中毒。无论酸中毒还是碱中毒都需要及时调整,否则会产生严重的后果。生物体中一些生物化学变化,只能在一定的 pH 范围内才能正常进行。各种生物催化剂——酶也只有在一定的 pH 时才有活性,否则将会降低甚至失去其活性。

酸碱指示剂

在不同酸碱性溶液中自身颜色能发生改变的物质称为酸碱指示剂,多为一些弱酸性或弱碱性有机物。指示剂由一种颜色过渡到另一种颜色时溶液 pH 的变化范围,称为指示剂的变色范围。

名称	变色范围	颜色变化
石蕊	5.0~8.0	红色~蓝色
酚酞	8.0~10.0	无色~红色
甲基橙	3.1~4.4	红色~橙色
甲基红	4.4~6.2	红色~黄色

实际工作中常将多种指示剂按照不同比例混合配成通用指示剂,对应不同 pH 溶液显示不同的颜色。广泛 pH 试纸可以粗略测试溶液的 pH,精密 pH 试纸、pH 计可以测试相对精确的溶液 pH。

三、盐溶液的酸碱性

【演示实验】在白色点滴板的 3 个凹穴中,各放入一片广泛 pH 试纸,分别滴加 1 滴 0.1mol/L 的醋酸钠、氯化铵、氯化钠溶液,测定溶液的 pH 并与标准比色卡对照。

实验结果表明:醋酸钠溶液的 pH>7,显碱性;氯化铵溶液的 pH<7,显酸性;氯化钠溶液的 pH=7,显中性。

为什么这些盐溶液会显示不同的酸碱性呢? 这是因为这些盐溶于水后,电离产生的阴离子或阳离子与水电离产生的 H^+ 或 OH^- 结合生成弱酸或弱碱,从而破坏了水的电离平衡,使水中的 H^+ 或 OH^- 浓度发生改变,所以不同的盐溶液显示不同的酸碱性。

(一)强碱和弱酸生成的盐

以醋酸钠溶液为例说明。CH_3COONa 为强电解质,在水中完全电离出 CH_3COO^- 和 Na^+,CH_3COO^- 和水电离的 H^+ 结合生成 CH_3COOH,CH_3COOH 是弱电解质,主要以分子形式存在,因此溶液中 $[H^+]$ 减小,水的电离平衡被破坏,促使水继续电离,$[OH^-]$ 不断增大,直至 H_2O 和 CH_3COOH 的电离共同建立新平衡,此时溶液中 $[H^+]<[OH^-]$,显碱性,pH>7。

(二)强酸和弱碱生成的盐

以氯化铵溶液为例说明。NH_4Cl 为强电解质,在水中完全电离出 NH_4^+ 和 Cl^-,NH_4^+ 与水电离的 OH^- 结合生成 $NH_3·H_2O$,$NH_3·H_2O$ 是弱电解质,主要以分子形式存在,因此溶

液中 $[OH^-]$ 减小,水的电离平衡被破坏,平衡向右发生移动,$[H^+]$ 不断增大,直至建立 H_2O 和 $NH_3 \cdot H_2O$ 共同的新平衡,此时溶液中 $[H^+] > [OH^-]$,显酸性,pH<7。

 课堂互动

试分析氯化钠溶液中各种分子、离子有哪些？溶液为什么没有显出酸性或碱性？

不同类型盐溶液的酸碱性见表3-4。

表 3-4　常见盐的类型

类型	溶液酸碱性	实例
强酸强碱盐	中性	$NaCl$、Na_2SO_4、KNO_3
强酸弱碱盐	酸性	NH_4Cl、NH_4NO_3、$Al_2(SO_4)_3$
强碱弱酸盐	碱性	CH_3COONa、Na_2CO_3、$NaHCO_3$、Na_2S
弱酸弱碱盐	情况复杂,不讨论	CH_3COONH_4、$(NH_4)_2CO_3$

第三节　缓 冲 溶 液

生物体在代谢过程中不断产生酸性物质和碱性物质,同时又不断从食物中摄取酸性物质和碱性物质,但是人体内各种体液却都能把自身的 pH 始终维持在一定的范围内。如正常人体血浆的 pH 总是维持在 7.35~7.45。血液的 pH 是如何保持稳定的呢？

一、缓冲作用和缓冲溶液

【演示实验】取四支试管,分别编号为 1、2、3、4,同时在四支试管中进行 pH 测试,按下述方法操作:

1 号、2 号试管各加入 2mL 蒸馏水测 pH,1 号中加入 1 滴 1mol/L HCl,2 号中加入 1 滴 1mol/L NaOH,再分别测其 pH。

3 号试管、4 号试管均加入 2mol/L 的醋酸溶液和醋酸钠溶液各 1mL,混合均匀后测其 pH。3 号中加入 1 滴 1mol/L HCl,4 号中加入 1 滴 1mol/L NaOH 再分别测其 pH。

实验结果表明:在纯水中加入少量 HCl 或 NaOH,pH 会大幅改变;醋酸和醋酸钠的混合溶液中加入少量 HCl 或 NaOH 后,pH 几乎没有变化。说明 CH_3COOH 和 CH_3COONa 的混合溶液具有对抗外加少量酸和少量碱的能力。

这种能对抗外加少量强酸、强碱而保持溶液 pH 几乎不变的作用称为缓冲作用。具

有缓冲作用的溶液称为缓冲溶液。

二、缓冲溶液的组成

缓冲溶液之所以具有缓冲作用,是因为溶液里通常含有两种成分:一种能与酸作用,称为抗酸成分;另一种能与碱作用,称为抗碱成分。两种成分之间可以相互转化,达到平衡状态。通常把这两种成分称为缓冲对或缓冲系。缓冲对主要有三种类型(表3-5)。

表3-5　常见缓冲对

类型	抗酸成分 $\rightleftharpoons$	抗碱成分
弱酸及其对应的盐	CH_3COONa	CH_3COOH
	$NaHCO_3$	H_2CO_3
	NaH_2PO_4	H_3PO_4
弱碱及其对应的盐	$NH_3 \cdot H_2O$	NH_4Cl
	Na_2CO_3	$NaHCO_3$
多元酸的酸式盐及其对应的次级盐	Na_2HPO_4	NaH_2PO_4
	Na_3PO_4	NaH_2PO_4

 知识拓展

缓冲作用的原理

缓冲溶液中的抗酸成分和抗碱成分是如何发挥作用,保持溶液pH几乎不变的?现以 $CH_3COOH \sim CH_3COONa$ 溶液为例说明缓冲作用的原理。

在 $CH_3COOH \sim CH_3COONa$ 缓冲溶液中,存在下列电离平衡:

$$CH_3COOH \rightleftharpoons H^+ + CH_3COO^-$$
$$CH_3COONa \rightleftharpoons Na^+ + CH_3COO^-$$

混合溶液中 $[CH_3COOH]$ 和 $[CH_3COO^-]$ 较大,当向此溶液中加入少量酸时, CH_3COO^- 和外来的 H^+ 结合生成 CH_3COOH,使电离平衡向左移动,当建立新的平衡时,溶液里 $[CH_3COOH]$ 略有增大, $[CH_3COO^-]$ 略有降低,而 $[H^+]$ 没有明显改变,故溶液的pH几乎不变。

向溶液中加入少量碱时,溶液中 CH_3COOH 浓度较高,足够补充因中和外来 OH^- 所消耗的 H^+,当建立新的平衡时,溶液里的 $[CH_3COOH]$ 略有降低, $[CH_3COO^-]$ 略有增大, $[H^+]$ 没有明显改变,故溶液里的pH几乎不变。

三、缓冲溶液在医学上的意义

缓冲溶液在人体中和医药学上具有重要意义。人体内各种体液都有一定的 pH 范围,正常人体血液的 pH 总是维持在 7.35~7.45,如果某些原因导致血液的 pH 改变 0.1 个单位以上,就容易引起疾病,表现为酸中毒或碱中毒,甚至危及生命。

血液中血浆的缓冲对主要有:H_2CO_3—$NaHCO_3$、NaH_2PO_4—Na_2HPO_4、血浆蛋白—Na-血浆蛋白,其中以 H_2CO_3—$NaHCO_3$ 最重要。

当人体代谢产生的酸性物质进入血液时,HCO_3^- 就会立即与它结合生成 H_2CO_3,使电离平衡向左移动。H_2CO_3 不稳定,易分解成 CO_2 和 H_2O,CO_2 由肺部通过呼吸排出,而使血液的 pH 保持恒定。

当人体代谢产生的碱性物质进入血液时,H^+ 被中和的同时,H_2CO_3 会继续电离出更多的 H^+ 进行补充,维持血液的 pH 不发生明显改变;产生的过多的 HCO_3^- 可以通过肾脏调节,随尿液排出体外。

若缓冲体系因某些原因,无法有效调节血液的 pH 在正常范围时,就会引起酸中毒或碱中毒。临床上常用乳酸钠或碳酸氢钠纠正酸中毒,用氯化铵辅助纠正碱中毒。

生物体内的各种酶需要相应的酸碱性环境才能保持其活性,如胃蛋白酶需要在 pH 为 1.5~2.0 时,催化蛋白质水解消化,pH>4.0 时就会完全失去活性。除此以外,在药物有效成分的提取、制备和药品贮存,微生物培养,组织切片和细菌染色,血液的保存等方面,同样需要缓冲溶液调节 pH。

 课堂互动

下列一组不能组成缓冲对的是

A. HCl-NaCl

B. CH_3COOH-CH_3COONa

C. $NH_3 \cdot H_2O$-NH_4Cl

D. H_2CO_3-$NaHCO_3$

第四节 溶液的渗透压

一、渗透现象和渗透压

在一杯清水中沿内壁缓缓加入浓糖水,不久整个杯子的水都会有甜味,最后得到浓度趋于均匀的糖溶液,这种现象称为扩散。当两种浓度不同的溶液接触时,都会自动发生扩散现象,最后形成浓度均匀的溶液。

在自然界里存在着一种特殊的"扩散"——渗透现象,渗透现象在动植物的生命过程中起着非常重要的作用。

有一种性质特殊的薄膜,它只允许较小的溶剂水分子自由通过,而较大的溶质分子很难通过,这种薄膜称为半透膜。半透膜有天然存在的,例如生物的细胞膜、动物的膀胱膜、肠衣、鸡蛋衣等;也可以由人工制得,如火棉胶、玻璃纸、硫酸纸和羊皮纸等。

用半透膜将等体积的纯水和蔗糖溶液在 U 形管中隔开[图 3-2(1)],过一段时间后,发现蔗糖溶液一侧液面逐渐升高,达到一定高度后不再上升[图 3-2(2)]。实验表明水能透过半透膜进入蔗糖溶液中,从而使其液面上升。我们把这种现象称为渗透现象。

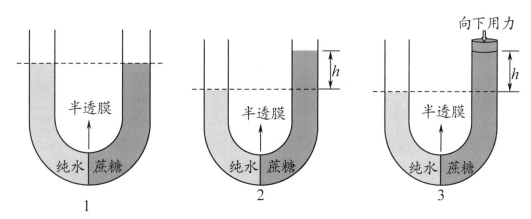

图 3-2　溶液的渗透现象开始前后和渗透压

渗透现象简称渗透,是溶剂分子通过半透膜由纯溶剂(或稀溶液)进入溶液(或浓溶液)的现象。

渗透现象的产生是因为半透膜两侧的水分子可以自由通过,蔗糖分子不可以通过。但纯水单位体积内水分子数大于蔗糖溶液,在单位时间内由纯水进入蔗糖溶液中的水分子比蔗糖溶液进入纯水中的水分子要多得多,因此蔗糖溶液一侧液面升高。随着溶液一侧液面的上升,由于受到静水压影响,两侧水分子通过半透膜的速率不断改变,直至相等,此时液面不再变化,渗透达到动态平衡。

要阻止渗透现象产生,需要在蔗糖溶液上方施加一定的压力,这一压力刚好等于 U 形管两侧的静水压之差[图 3-2(3)]。这种**恰好能够阻止渗透现象继续发生而达到动态平衡的压力**,就称为该溶液的渗透压。渗透压的单位为帕(Pa)或千帕(kPa)。

如果用半透膜把两种不同浓度的溶液隔开同样能发生渗透现象,这时水从稀溶液进入浓溶液中,其渗透压为两溶液的渗透压之差。

可见渗透压是溶液自身的一种性质,凡是溶液都有渗透压,但是产生渗透现象必须具备两个条件:**一是半透膜存在;二是半透膜两侧溶液存在浓度差**。渗透的方向是从纯溶剂(或稀溶液)向溶液(浓溶液)单方向进行。

二、渗透压和渗透浓度的关系

实验证明：**在一定温度下，溶液的渗透压与单位体积内溶液中所含溶质粒子(分子或离子)的数目成正比，而与溶质的性质无关。这个规律称为渗透压定律。医学上把溶液中起渗透作用的粒子总浓度称为渗透浓度，用 $c_{渗}$ 表示。**渗透浓度常用单位 mmol/L。温度一定时，溶液的渗透压与渗透浓度成正比。

在比较两种溶液渗透压大小时，要考虑电解质和非电解质的区别。

在非电解质溶液中，溶质不发生电离，影响渗透压的粒子浓度就是非电解质的分子浓度。对于任何非电解质溶液来说，在相同温度下，只要物质的量浓度相同，溶液的渗透浓度就相同，它们的渗透压必然相等。当两种非电解质溶液的物质的量浓度不同时，浓度大的，溶液渗透压也大。

对于强电解质溶液，由于溶质发生电离，产生渗透作用的粒子是电解质电离出的各种离子，其渗透浓度等于电解质电离出的阴、阳离子的物质的量浓度的总和。不同的电解质溶液，即使物质的量浓度相等，渗透压也未必相等。

例 3-3　在相同温度下，比较 0.1mol/L 葡萄糖溶液、NaCl 溶液和 $CaCl_2$ 溶液的渗透压大小。

解：0.1mol/L 葡萄糖溶液的 $c_{渗}$=0.1mol/L

0.1mol/L NaCl 溶液的 $c_{渗}$=c_{Na^+}+c_{Cl^-}=0.1mol/L+0.1mol/L=0.2mol/L

0.1mol/L $CaCl_2$ 溶液的 $c_{渗}$=$c_{Ca^{2+}}$+$2\times c_{Cl^-}$=0.1mol/L+2×0.1mol/L=0.3mol/L

答：0.1mol/L 葡萄糖溶液的渗透压最小，0.1mol/L $CaCl_2$ 溶液的渗透压最大。

三、渗透压在医学上的意义

溶液的渗透压高低是相对而言的。在相同温度下，渗透压相等的两种溶液，称为**等渗溶液**。对于渗透压不相等的两种溶液，渗透压低的溶液称为**低渗溶液**，渗透压高的溶液称为**高渗溶液**。

医学上的等渗、低渗和高渗溶液都是以血浆的总渗透压为标准确定的。37℃时，人体血浆渗透压正常范围为 720~800kPa，相当于血浆中能产生渗透作用的粒子的渗透浓度为 280~320mmol/L 所产生的渗透压。因此，临床上规定凡渗透浓度在 280~320mmol/L 或接近此范围的溶液称为等渗溶液；渗透浓度低于 280mmol/L 的溶液称为低渗溶液；高于 320mmol/L 的溶液称为高渗溶液。临床常用等渗和高渗溶液见表 3-6。

渗透压与医学的关系十分密切，临床上给患者大量输液时，必须使用等渗溶液，以维持正常的血浆渗透压，使红细胞维持其正常的形态和生理活性。如[图 3-3(1)]所示，如果将红细胞置于低渗溶液中，由于红细胞内溶液的渗透浓度高于细胞外溶液的渗透浓度，

表 3-6 临床常用等渗和高渗溶液

临床常用的等渗溶液	临床常用的高渗溶液
0.154mol/L（9g/L）NaCl 溶液	2.78mol/L（500g/L）葡萄糖溶液
0.278mol/L（50g/L）葡萄糖溶液	0.56mol/L（100g/L）葡萄糖溶液
0.149mol/L（12.5g/L）NaHCO$_3$ 溶液	0.60mol/L（50g/L）NaHCO$_3$ 溶液
0.167mol/L（18.7g/L）乳酸钠（NaC$_3$H$_5$O$_3$）溶液	1.10mol/L（200g/L）甘露醇溶液

细胞外的水分子就会透过细胞膜进入红细胞内，致使红细胞逐渐膨胀，甚至破裂，医学上称这种现象为溶血。如［图 3-3（2）］所示，若将红细胞置于高渗溶液中，由于红细胞内溶液的渗透浓度低于细胞外溶液的渗透浓度，红细胞内的水分子就会透过细胞膜进入细胞外的溶液，致使红细胞逐渐皱缩，医学上称这种现象为胞浆分离，如［图 3-3（3）］所示，若发生在血管内则容易造成血栓。

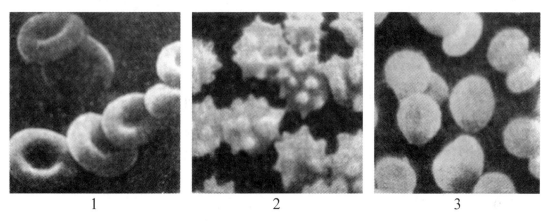

图 3-3 红细胞在不同浓度 NaCl 溶液中的形态示意图

临床治疗上，为了某种治疗的需要，可以输入高渗溶液，但必须严格控制用量，输液速度要缓慢。少量高渗溶液缓慢进入体内很快被稀释，避免局部高渗引起红细胞皱缩。如禁食患者常需静脉输注 100g/L 的高渗葡萄糖溶液，以提供其能量需要。若临床上用高渗溶液作为脱水剂时，则需适当加快滴注速度，以提高血浆渗透压。如脑水肿患者滴注 200g/L 的甘露醇高渗溶液时，常将 200~250mL 甘露醇于 15~20 分钟内快速静脉滴注。

渗透作用在医学、药学上的应用是多方面的。如给患者换药时应使用与组织细胞等渗的生理盐水冲洗伤口，若用纯水或高渗溶液则会导致伤口疼痛；肾功能障碍者的血液透析也是渗透作用的一种临床应用。

 课堂互动

试分析在 0.9g/L 和 9g/L 的 NaCl 溶液中红细胞的形态。

血浆渗透压的生理意义

人体血浆中,由电解质离子(如 Na^+、K^+、Cl^-、HCO_3^- 等)和小分子物质(如尿素、葡萄糖等)产生的渗透压称为晶体渗透压。由于血浆中晶体颗粒非常多,血浆渗透压主要是晶体渗透压,对维持细胞内外的水盐平衡、维持红细胞形态具有重要作用。

由蛋白质、核酸等高分子物质产生的渗透压称为胶体渗透压,胶体渗透压主要来自于血浆白蛋白,对维持血容量和毛细血管内外的水盐平衡起主要作用。

本章小结

项目	内容
强电解质	在水溶液中全部电离成阴、阳离子的电解质;强酸、强碱、绝大多数盐
弱电解质	在水溶液中部分电离成阴、阳离子的电解质;弱酸、弱碱
水溶液的酸碱性	水的离子积:$K_W=[H^+][OH^-]=1.0×10^{-14}$ 中性溶液:$[H^+]=[OH^-]$ $pH=7$ 酸性溶液:$[H^+]>[OH^-]$ $pH<7$ 碱性溶液:$[H^+]<[OH^-]$ $pH>7$
盐溶液的酸碱性	强酸强碱盐 中性 强酸弱碱盐 酸性 弱酸强碱盐 碱性
缓冲溶液	能对抗外加少量强酸、强碱而保持溶液 pH 几乎不变的溶液
溶液的渗透压	恰好能够阻止渗透现象继续发生而达到动态平衡的压力 渗透浓度在 280~320mmol/L 为等渗溶液;低于 280mmol/L 为低渗溶液;高于 320mmol/L 为高渗溶液

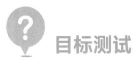 **目标测试**

一、选择题

1. 下列物质中属于弱电解质的是(   )

    A. 二氧化碳　　　　　　B. 醋酸　　　　　　C. 氯化钠

D. 氢氧化钠　　　　　　　　E. 氨气

2. 下列各组物质中全都是弱电解质的是（　　　）

    A. 醋酸、碳酸　　　　　　　B. 硫酸、亚硫酸　　　　　C. 酒精、蔗糖

    D. 氨水、氢氧化钠　　　　　E. 硝酸、氢氧化钾

3. 下列物质中属于强电解质的是（　　　）

    A. 醋酸　　　　　　　　　　B. 氨水　　　　　　　　　C. 氯化铵

    D. 碳酸　　　　　　　　　　E. 亚硫酸

4. 关于酸性溶液,叙述正确的是（　　　）

    A. 只有 H^+ 存在　　　　　B. $[H^+]<10^{-7}mol/L$　　　C. $[H^+]>[OH^-]$

    D. $pH \leqslant 7$　　　　　　　E. $[H^+] \geqslant [OH^-]$

5. $[H^+]=10^{-9}mol/L$ 的溶液,pH 为（　　　）

    A. 1　　　　　　　　　　　B. 3　　　　　　　　　　C. 9

    D. 14　　　　　　　　　　E. 5

6. 已知成人胃液的 pH=1,婴儿胃液的 pH=5,成人胃液的 $[H^+]$ 是婴儿胃液 $[H^+]$ 的

（　　　）

    A. 5 倍　　　　　　　　　　B. 10 倍　　　　　　　　　C. 10^4 倍

    D. 10^{-4} 倍　　　　　　　　E. 1 000 倍

7. 向 CH_3COOH 溶液中加入 CH_3COONa,则溶液的 pH（　　　）

    A. 减少　　　　　　　　　　B. 增加　　　　　　　　　C. 不变

    D. 几乎不变　　　　　　　　E. 无法判断

8. 向醋酸和醋酸钠混合溶液中加入少量的盐酸,则溶液的 pH（　　　）

    A. 减小　　　　　　　　　　B. 增大　　　　　　　　　C. 几乎不变

    D. 没有变化　　　　　　　　E. 无法判断

9. 相同条件下,决定渗透压大小的因素是（　　　）

    A. 粒子大小　　　　　　　　B. 溶液体积　　　　　　　C. 溶液质量

    D. 粒子数目　　　　　　　　E. 溶质的质量

10. 相同温度下,0.1mol/L 下列各溶液渗透压最大的是（　　　）

    A. 氯化钠　　　　　　　　　B. 氯化钾　　　　　　　　C. 氯化钙

    D. 葡萄糖　　　　　　　　　E. 蔗糖

11. 静脉滴注 0.9g/L 的 NaCl 溶液,红细胞会（　　　）

    A. 正常　　　　　　　　　　B. 基本正常　　　　　　　C. 皱缩

    D. 溶血　　　　　　　　　　E. 无法判断

12. 大量输液时,必须使用（　　　）溶液

    A. 等渗溶液　　　　　　　　B. 高渗溶液　　　　　　　C. 低渗溶液

    D. 缓冲溶液　　　　　　　　E. 水溶液

13. 会使红细胞发生皱缩的是（　　　）

    A. 12.5g/L $NaHCO_3$ B. 1.00g/L NaCl   C. 9g/L NaCl

    D. 15g/L NaCl   E. 0.9g/L NaCl

14. 100mL 0.1mol/L $CaCl_2$ 溶液的渗透浓度是（　　　）mmol/L

    A. 100   B. 200   C. 300

    D. 400   E. 0.3

二、填空题

1. 在水溶液中_____阴、阳离子的电解质称为强电解质,强电解质的电离过程是_____的,_____、_____和_____都是强电解质。

2. 在水溶液里_____阴、阳离子的电解质称为弱电解质,弱电解质的电离过程是_____的。_____和_____都是弱电解质。

3. pH 是指_____,数学表达式为_____。

4. $[H^+]=1.0\times10^{-5}mol/L$ 的溶液 pH=_____,溶液呈_____性,若将 pH 调至 10,则 $[H^+]$ 为_____mol/L,溶液呈_____性。

5. 在 CH_3COOH 和 CH_3COONa 缓冲溶液中,抗酸成分是_____,抗碱成分是_____。

6. 临床上正常人体血液的 pH 总是维持在_____,把血液的 pH 小于_____,称酸中毒,把血液的 pH 大于_____,称碱中毒;酸中毒时用_____纠正,碱中毒时用_____纠正。

7. 渗透现象发生的条件是_____和_____。

8. 一定温度下,_____相同,渗透压才相等。

9. 正常人体血浆渗透压为_____,相当于血浆渗透浓度为_____。

三、计算题

1. 计算下列溶液的 pH

（1）0.1mol/L NaOH 溶液

（2）$[H^+]=1.0\times10^{-3}mol/L$

2. 将等体积的 0.12mol/L NaOH 溶液和 0.1mol/L HCl 溶液混合,计算混合后溶液的 pH。

四、学以致用

1. 面团发酵后,为什么需要加入碱面才能蒸馒头?

2. 给患者大量输液时,为什么一定要输等渗溶液?

3. 比较下列各组溶液中两种溶液渗透压的高低,如果用半透膜将两种溶液隔开,指出渗透方向。

（1）50g/L 葡萄糖（$C_6H_{12}O_6$）溶液与 50g/L 蔗糖（$C_{12}H_{22}O_{11}$）溶液。

（2）0.1mol/L 葡萄糖溶液与 0.1mol/L NaCl 溶液。

4. 食物的酸碱性不是由味觉或者其水溶液的酸碱性判断,而是根据食物进入人体后所生成的最终代谢物的酸碱性决定。柠檬、山楂等水果中含有 K^+、Ca^{2+} 及较多有机酸,有机酸都属于弱酸。有人说水果属于碱性食物,请查阅资料,结合所学知识判断该说法的正误?

(孙丽花)

第四章 | 常见元素及其化合物

04章 数字资源

1. 了解元素周期表的结构和意义。
2. 掌握常见元素及其化合物的基本性质。
3. 熟悉常见元素及其化合物在医学上的意义。

在研究化学物质的过程中,人们早已意识到元素之间一定存在着某种内在关系。通过对前人的大量实验数据和实践成果反复研究,俄罗斯化学家门捷列夫编制了第一张元素周期表。

第一节 元素周期表

一、元素周期表的结构

目前已确认的元素有 110 余种,根据原子结构,我们可以将电子层数目相同的各种元素,按照原子序数递增的顺序由左到右排成横行,再把不同横行中最外层电子数相同的元素,按照电子层数递增的顺序由上至下排成纵行,这样就得到了元素周期表(见附录:元素周期表)。元素周期表反映了元素之间相互联系的规律,是学习化学的重要工具。

(一)周期

元素周期表的横行称为周期,元素周期表有 7 个横行,也就是 7 个周期。周期的序数用 1、2、3、4、5、6、7 表示,每个周期中的元素具有相同的电子层数,即:

周期序数=电子层数

除第 1 周期只包括氢和氦、第 7 周期尚未填满外,其他各周期的元素都是从最外层电子数为 1 的碱金属开始,逐渐过渡到最外层电子数为 7 的卤素,最后以最外层电子数为 8 的稀有气体元素结束。各周期中元素的数目不相同,第 1、第 2、第 3 周期含元素数目较少,称为短周期;第 4、第 5、第 6 周期含元素数目较多,称为长周期;第 7 周期因尚未填满,称为不完全周期。

为了使元素周期表的结构紧凑,通常将电子层结构和性质极其相似的第 6 周期中 14 种镧系元素(La~Lu)和第 7 周期中的 14 种锕系元素(Ac~Lr)分别按周期放在同一个格内,并按原子序数递增的顺序列在元素周期表的下方。

(二) 族

元素周期表的纵列称为族。将电子层结构相似的元素排在同一列,共有 18 列。除第 8、第 9、第 10 三列合并为一族外,其余 15 列,每列为一族。族又分主族和副族,由短周期元素和长周期元素共同构成的族称为主族,用 A 表示,ⅠA、ⅡA……ⅦA,同一主族的元素原子最外层电子数相同,即:

主族序数=最外层电子数

完全由长周期元素构成的族,称为副族,副族用 B 表示,ⅠB、ⅡB……ⅦB,同一副族元素原子的电子层结构相似。第 8、第 9、第 10 三个纵列合并形成的族称为 ⅧB 族。第 18 纵列称为 0 族,0 族元素都是稀有气体元素,它们的化学性质非常不活泼,在通常情况下难以发生化学反应。

 课堂互动

某元素核外有三个电子层,最外层有 7 个电子,它处于周期表第几周期、第几主族、是什么元素?

二、元素周期律

从元素周期表中元素的排列规律,结合实验数据,可以发现随着原子序数的递增,元素有以下结构及性质规律(表 4-1):

表 4-1　3~18 号元素性质的周期性变化

原子序数	元素名称	元素符号	最外层电子数	原子半径($\times 10^{-10}$m)	最高正价和负价
3	锂	Li	1	1.52	+1
4	铍	Be	2	0.89	+2
5	硼	B	3	0.82	+3
6	碳	C	4	0.77	+4、−4

原子序数	元素名称	元素符号	最外层电子数	原子半径（$\times 10^{-10}$m）	最高正价和负价
7	氮	N	5	0.75	+5、−3
8	氧	O	6	0.74	−2
9	氟	F	7	0.71	−1
10	氖	Ne	8	—	0
11	钠	Na	1	1.86	+1
12	镁	Mg	2	1.60	+2
13	铝	Al	3	1.43	+3
14	硅	Si	4	1.17	+4、−4
15	磷	P	5	1.10	+5、−3
16	硫	S	6	1.02	+6、−2
17	氯	Cl	7	0.99	+7、−1
18	氩	Ar	8	—	0

1. 原子最外层电子数　除了第 1 周期的两种元素，从第 2 周期的 3~10 号元素，到第 3 周期的 11~18 号元素，最外层电子都是从 1 个依次递增到 8 个电子稳定结构。其他各周期元素原子最外层电子数也符合这一规律。即随着原子序数的递增，原子核外电子的排布呈现周期性变化。

2. 原子半径　电子层数越多，原子半径越大；电子层数相同时，第 2 周期锂到氟，第 3 周期钠到氯，原子半径都逐渐减小。除了第 1 周期，其他各周期元素随着原子序数的递增，原子半径呈现周期性变化。

3. 元素化合价　每一周期元素的化合价表现出周期性变化，以典型的第 3 周期为例，从 11 号元素到 17 号元素，正化合价从+1 价依次递增到+7 价，非金属元素的负化合价从−4 价依次递增到−1 价。最高正化合价与主族序数相等，且最高正价与最低负价的绝对值之和等于 8。

第 2 周期中氟是最活泼的非金属，没有正化合价；氧是活泼性仅次于氟的非金属元素，常显负价。稀有气体元素均不活泼，通常表现为 0 价。

4. 元素金属性和非金属性　除第 1 周期外，其他每一周期，都是从活泼金属元素开始，随着原子序数的递增，从左向右，元素金属性依次减弱，非金属性逐渐增强，到活泼的ⅦA 卤素。最后是电子层结构稳定的稀有气体。

我们将这种**元素的性质随着原子序数的递增而呈现周期性变化的规律称为元素周期律**。元素周期律揭示了原子结构与元素性质的内在关系，元素性质的周期性变化是元素原子核外电子排布周期性变化的必然结果。

课堂互动

根据各元素在元素周期表中的相对位置判断下列说法正确的是

A. 原子半径 N<O   B. 金属性 Mg>Al

C. S 最高正价为 +7   D. 非金属性 S>Cl

三、元素周期表和元素周期律的意义

元素周期表是元素周期律的具体表现形式,它反映了元素之间的内在联系,展示了元素性质的递变规律。随着原子结构理论的发展,门捷列夫发现并提出的元素周期律和元素周期表,经过不断完善,发展成现在的形式。

元素周期表是学习和研究化学的一种重要工具,在生产和科学方面有着广泛的应用。人们在元素周期律和周期表的指导下,对元素进行系统研究,根据元素在周期表所处的位置,可推测它的一般性质。如ⅦA 族中的氟,位于周期表的右上角,可以判断它在所有元素中非金属性最强,与任何元素反应,氟的化合价总是 −1 价;又如在周期表中位于金属和非金属分界处的元素,可能既具有金属性,又表现出一定的非金属性,可以找到半导体材料;另外可在元素周期表非金属区域内寻找合成新农药的元素,目前常用对人畜毒性低的含磷的有机物代替含砷的农药;在过渡元素中寻找催化剂和耐高温、耐腐蚀的合金材料。由于在周期表中位置靠近的元素性质相近,利用元素周期表还能指导矿物的开发、发现物质的新用途等。

元素周期表和元素周期律也是学习生物学、物理学及材料学等化学相关学科必不可少的工具。

第二节　常见非金属元素及其化合物

非金属元素只占已发现元素的五分之一,其中活泼非金属元素主要集中在卤族、氧族、氮族。尽管数量少,但它们的单质和化合物的作用非常重要,在社会生产、生活中占有不可取代的位置。

一、氯和碘及其重要化合物

元素周期表第ⅦA 族包含氟(F)、氯(Cl)、溴(Br)、碘(I)、砹(At)5 种元素,都是活泼的非金属元素,称为卤族元素,简称卤素。其中氯和碘在医药学中较为常见。

（一）物理性质

氯气（Cl_2）为黄绿色有强烈刺激性气味的气体。比空气重,能溶于水,在常温下,1 体积的水约能溶解 2 体枳的氯气,氯气的水溶液称为氯水。

氯气有毒,吸入少量氯气会刺激呼吸道引起咳嗽甚至胸部疼痛,吸入大量氯气会中毒致死。空气中氯气含量达到 0.01% 就会引起中毒。所以使用氯气要在通风橱中。

碘（I_2）单质为紫黑色固体,微溶于水。易升华,升华后遇冷凝华。有毒性和腐蚀性。

（二）化学性质

氯和碘最外层电子都是 7 个,化学性质相似,在化学反应中都容易得电子,但因为碘的电子层数更多,得电子比氯难,性质不及氯气活泼。

1. 与金属反应　氯气和碘都能与许多金属直接化合,氯气的反应比较剧烈,但有些需要加热。

$$2Na + Cl_2 \xrightarrow{\text{点燃}} 2NaCl$$

$$2Fe + 3Cl_2 \xrightarrow{\text{高温}} 2FeCl_3$$

2. 与非金属反应　氯气和多数非金属可以直接化合。例如氯气与氢气的化合,常温下反应缓慢,若用强光照射两种气体的混合物,会迅速反应并发生爆炸,反应生成氯化氢气体。氢气点燃后在氯气中燃烧发出苍白色火焰。

$$H_2 + Cl_2 \xrightarrow{\text{点燃}} 2HCl$$

碘和氢气需要不断加强热才能缓慢生成碘化氢,且碘化氢不稳定,同时发生分解反应。

$$H_2 + I_2 \xrightleftharpoons{\text{持续加热}} 2HI$$

氯化氢和碘化氢均为无色有刺激性气味的气体,极易溶于水,其水溶液呈酸性,分别称为氢氯酸（盐酸）、氢碘酸,均为一元强酸。人体胃液中含有少量盐酸,是消化食物所必需的。

3. 与水的反应　常温下,氯气与水反应生成盐酸和次氯酸。

$$Cl_2 + H_2O == HCl + HClO$$

次氯酸是极弱的酸,不稳定,有很强的氧化性,能杀死水中的病菌,所以自来水常用氯气来杀菌消毒。此外,次氯酸能使染料和有机色质氧化而褪色,用作漂白剂。

碘与水反应极微弱。

　课堂互动

漂白粉为 $CaCl_2$ 和 $Ca(ClO)_2$ 的混合物,是将氯气通入碱液（如氢氧化钙溶液）中制得的,其有效成分为次氯酸钙,试分析其制备反应原理及实际应用条件。

(三)医药上常用的金属卤化物

1. 氯化钠(NaCl)　无色或白色结晶,是人体正常生理活动不可缺少的物质,对维持细胞外液的渗透压、调节人体酸碱平衡有重要意义,因此人体每天需要摄入 5g 左右食盐来补充尿液、汗液等排泄流失的氯化钠。医用生理盐水为 9g/L 的氯化钠溶液,用于出血过多,严重腹泻等引起的失水病症,也可洗涤伤口和灌肠。在肌内注射和静脉输液时主要作为配伍溶剂。

2. 氯化钾(KCl)　白色或无色结晶。氯化钾是一种利尿药,用于心脏性或肾脏性水肿,也可用于其他缺钾症。

3. 氯化铵(NH_4Cl)　无色或白色结晶性粉末,在医药上常用作祛痰剂。

4. 碘化钾(KI)　白色结晶性粉末,易溶于水,溶液稳定性较差,久置于空气中易变质。医药上的碘酒是碘和碘化钾的乙醇溶液,碘化钾为碘的助溶剂。

5. 碘酸钾(KIO_3)　无色或白色结晶性粉末,在医药上与碘化钾均为用于治疗地方性甲状腺肿的碘剂,二者也都可以作为加碘盐中的碘剂。

 知识拓展

碘的生理功能

碘是人体的必需微量元素之一,有"智力元素"之称。健康成人体内的碘的总量为 20~50mg,主要存在于甲状腺,并通过甲状腺激素发挥以下生理作用:

1. 调节糖类、蛋白质和脂肪的代谢。例如生物剂量的甲状腺激素有促进蛋白质合成作用;当甲状腺激素分泌过多时,则可促进蛋白质分解。

2. 促进生长发育。甲状腺素是维持正常生长、发育必不可少的激素,特别是对骨骼和脑的发育尤为重要。因缺碘造成甲状腺素不足,容易出现呆小病。

3. 对心血管的作用。甲状腺激素直接作用于心肌,增加心肌的收缩力。

4. 对神经系统的作用。甲状腺激素具有兴奋中枢神经系统的作用。

二、氧和硫及其重要化合物

氧(O)、硫(S)、硒(Se)、碲(Te)、钋(Po)5 种元素位于元素周期表ⅥA 族,称为氧族元素。除氧以外,其余又称硫族元素,硫具有典型性。

(一)氧

1. 氧气(O_2)　为无色无味气体,是氧元素最常见的单质形态。密度略大于空气,不易溶于水。熔点为 $-218.4℃$，沸点为 $-183℃$，其液态和固态均为淡蓝色。

氧气是生命活动不可或缺的物质，其化学性质比较活泼，除了稀有气体、活动性差的金属元素如金、铂、银之外，大部分的元素都能与氧气反应。

2. 臭氧（O_3）　在常温下，是一种有特殊臭味的淡蓝色气体，可与氧气相互转化。吸入少量臭氧对人体有益，但高浓度的臭氧会刺激和损害眼睛、呼吸系统的黏膜组织，对人体健康产生负面作用。

（二）硫

硫单质为淡黄色晶体，俗称硫黄，难溶于水、密度比水大。

硫是活泼非金属元素，在常温下能与金属化合生成金属硫化物。加热时也能与非金属单质 O_2、H_2、C 等发生反应生成非金属硫化物。硫是组成蛋白质的重要元素之一，亦常见于药物中。

（三）常见硫的重要化合物

1. 硫化氢（H_2S）　硫化氢是无色臭鸡蛋气味的气体，比空气略重，能溶于水，常温下 1 体积水约能溶解 2.6 体积的硫化氢，硫化氢的水溶液称为氢硫酸，酸性较弱。

硫化氢有毒，能刺激人的眼睛和呼吸道，还能与血红蛋白中的铁结合，抑制其活性。空气中的硫化氢含量达到 0.1% 时，会造成人的呼吸麻痹而死亡。

2. 二氧化硫（SO_2）　二氧化硫是无色有刺激性气味的有毒气体，是主要的大气污染物，比空气重，易液化，易溶于水，常温下 1 体积水能溶解约 40 体积的 SO_2。二氧化硫是一种酸性氧化物，它的水溶液称为亚硫酸（H_2SO_3），为中强酸，在空气中能缓慢氧化为硫酸。

二氧化硫能与有机色质结合生成不稳定的无色化合物，可用作漂白剂。

3. 三氧化硫（SO_3）　三氧化硫是一种无色易挥发的固体，熔点为 $16.8℃$，室温下为无色液体，极易溶于水，与水结合生成硫酸。三氧化硫是强氧化剂，加热时可以氧化磷、硫、铁、锌等物质。

$$SO_3+H_2O \longrightarrow H_2SO_4$$

4. 硫酸（H_2SO_4）　纯硫酸是一种无色油状液体，不易挥发，硫酸能和水以任意比混溶，质量分数为 0.96~0.98 的硫酸称为浓硫酸，密度为 1.84kg/L。

浓硫酸有以下特性：

（1）吸水性：浓硫酸吸水性很强，能吸收空气中的水分，常用作某些气体的干燥剂。水比浓硫酸密度小，由于浓硫酸吸水时产生大量的热，浮在表面的水受热汽化时，易携带浓硫酸造成伤害，因此稀释浓硫酸时必须将浓硫酸缓慢倒入水中，同时搅拌散热。

（2）脱水性：浓硫酸不仅吸收空气中的水分，还能按水的组成比例，夺取有机物中的氢和氧，使有机物炭化。

（3）氧化性：浓硫酸具有强氧化性，能与许多金属反应，而且在加热条件下可以与不活泼金属（金、铂外）和非金属发生氧化反应。冷的浓硫酸能使铁、铝钝化。

$$2H_2SO_{4(浓)}+Cu \xrightarrow{\triangle} CuSO_4+SO_2\uparrow+2H_2O$$

5. 硫酸盐

（1）硫酸钡（$BaSO_4$）：白色结晶状粉末，不溶于水和酸，因此在体内不会被吸收，但能吸收 X 线，医疗诊断常用于胃肠道造影，俗称"钡餐"。

（2）硫酸钠（Na_2SO_4）：白色粉末，易溶于水，医药上用作泻药，也可用于钡盐、铅盐中毒时的解毒剂，在中药中称为玄明粉。

（3）硫酸钙（$CaSO_4$）：白色固体，含有 1 分子结晶水的硫酸钙称为熟石膏，医疗用于制成石膏绷带。

（4）硫酸亚铁（$FeSO_4$）：白色粉末，溶于水，水溶液为浅绿色，在空气中能缓慢氧化而变色。在医药上用作补血剂，治疗缺铁性贫血症。

（5）硫酸铜（$CuSO_4$）：白色粉末，易吸收水分，水溶液为蓝色。在医药上可作催吐剂，治疗磷中毒。

三、氮和磷及其重要化合物

氮（N）、磷（P）、砷（As）、锑（Sb）铋（Bi）位于元素周期表 VA 族，称为氮族元素。其中氮和磷是典型非金属元素，均为重要的生命元素。

（一）氮

氮是组成蛋白质的主要元素之一。氮气为无色无味的气体，约占空气体积的 78.1%，常温下化学性质不活泼，只有在高温、高压并有催化剂存在的条件下，才能和一些金属、非金属反应。

$$N_2+3H_2 \xrightarrow[催化剂]{高温、高压} 2NH_3$$

1. **氨（NH_3）**　氨是无色有刺激性气味的气体，极易溶于水，20℃时，1 体积水约能溶解 700 体积氨。氨易液化，液氨在汽化时要吸收大量的热，可以作制冷剂。

氨溶于水，与水结合成一水合氨（$NH_3\cdot H_2O$），俗称氨水，是常用的弱碱。一水合氨不稳定，受热易分解生成氨和水。

氨与酸结合生成铵盐。铵盐多为无色晶体，可溶于水，多用作化肥。氯化铵在医药上可辅助纠正碱中毒，也可用作祛痰剂。

2. **硝酸和硝酸盐**　纯硝酸是易挥发、有刺激性气味的无色液体，能以任意比溶于水。

硝酸不稳定，在常温下见光就会分解，受热分解加快。一般保存在棕色瓶里，贮放在阴凉处。

$$4HNO_3 \xrightarrow{光或热} 2H_2O+4NO_2\uparrow+O_2\uparrow$$

浓硝酸和稀硝酸都有氧化性，浓硝酸更强，硝酸几乎能与所有的金属（除金、铂外）反应；也能与大多数非金属反应，硝酸腐蚀性很强，冷的浓硝酸能使铁、铝钝化。

$$4HNO_{3(浓)}+Cu \xrightarrow{\triangle} Cu(NO_3)_2+2NO_2\uparrow+2H_2O$$

$$8HNO_{3(稀)}+3Cu \xrightarrow{\triangle} 3Cu(NO_3)_2+2NO\uparrow+4H_2O$$

硝酸盐大多数为无色晶体，易溶于水，硝酸盐常温下较稳定，在加热时能分解。

3. 亚硝酸和亚硝酸盐　亚硝酸（HNO_2）是一种弱酸，不稳定，易分解，只能存在于冷的稀溶液中。

亚硝酸盐比较稳定，大多是白色或淡黄色晶体，易溶于水。

亚硝酸盐有毒，是已被证实的致癌物质。被人体摄入后，能使血红蛋白活性中心的 2 价铁转为 3 价铁，使血红蛋白失去载氧功能，3g 即可致死。

食物变质后能产生大量的亚硝酸盐，如烂白菜中含有大量的亚硝酸盐，新腌制的食品 7~8 天时亚硝酸盐浓度最高，应腌透后食用。亚硝酸钠在食品加工中可以作为防腐剂。临床上，常用亚硝酸钠作为医疗器械消毒灭菌浸泡时的缓蚀剂。

（二）磷

磷是生物体中不可缺少的元素之一，存在于人体所有细胞中，是组成骨骼和牙齿的必要成分，几乎参与脂类、糖类、蛋白质、核酸等所有生理上的化学反应。磷还是使心脏有规律地跳动、维持肾脏正常功能和传达神经刺激的重要元素。

磷酸为无色晶体，能与水混溶，常见磷酸为黏稠的浓溶液。磷酸在体内参与糖和脂的代谢，磷酸产生的 $H_2PO_4^-$、HPO_4^{2-}、PO_4^{3-} 三种离子则在人体缓冲体系中发挥重要作用。

第三节　常见金属元素及其化合物

元素周期表中除 22 种非金属元素外，其余均为金属元素。这里仅介绍最常见的几种金属：钠、钙、铝、铁。

一、钠

钠位于元素周期表中第三周期 ⅠA。

（一）钠的性质

钠具有银白色金属光泽，密度仅为 0.968g/cm³，比水轻。硬度较小，可用刀切割，断面呈银白色光泽，接触空气后被氧化，颜色变暗。

钠是很活泼的金属，极易失去 1 个电子，能与许多非金属及化合物反应。

$$4Na+O_2 \xrightarrow{\quad} 2Na_2O$$

$$2Na+O_2 \xrightarrow{点燃} Na_2O_2$$

$$2Na+2H_2O = 2NaOH+H_2\uparrow$$

（二）常见钠的化合物

1. 氢氧化钠（NaOH） 氢氧化钠是白色固体，俗称火碱或烧碱。其浓溶液对纤维、皮肤有强烈的腐蚀作用。固体氢氧化钠吸湿性很强，在空气中易潮解，吸收空气中的 CO_2 生成碳酸钠，所以氢氧化钠应密闭保存。

氢氧化钠是常用的强碱，能与酸、酸性氧化物以及一些盐反应。

2. 碳酸钠（Na_2CO_3）和碳酸氢钠（$NaHCO_3$） 碳酸钠俗称苏打，碳酸氢钠俗称小苏打，均为白色粉末，水溶液均呈碱性，碳酸钠溶液碱性稍强。碳酸氢钠受热易分解。

$$2NaHCO_3 \stackrel{\triangle}{=\!=\!=} Na_2CO_3+H_2O+CO_2\uparrow$$

碳酸钠主要用作食品、造纸、医药、玻璃、印染、日化等行业的原料，还可用作冶金工业的助熔剂等。碳酸氢钠可用于食品工业，也可用作灭火剂等。

二、钙

钙位于元素周期表第四周期ⅡA，在自然界分布广，以化合物的形态存在。

（一）钙的性质

钙具有银白色光泽，质软，密度为 $1.54g/cm^3$，熔点为(839 ± 2)℃，沸点为 1 484℃。

钙的化学性质活泼，在空气中表面会形成一层氧化物和氮化物薄膜，可防止继续受到腐蚀。常温下与水发生剧烈反应，生成氢氧化钙和氢气，氢氧化钙微溶于水。

$$Ca+2H_2O = Ca(OH)_2+H_2\uparrow$$

（二）常见钙的化合物

1. 氧化钙（CaO）和氢氧化钙［$Ca(OH)_2$］ 氧化钙俗称生石灰，与水反应生成熟石灰时放出大量的热，现被用来作为自热饭的热源。

$$CaO+H_2O = Ca(OH)_2$$

氢氧化钙俗称熟石灰，水溶性较差，为强碱，能与酸和酸性氧化物反应生成盐和水。

$$Ca(OH)_2+2HCl = CaCl_2+2H_2O$$

$$Ca(OH)_{2(过量)}+CO_2 = CaCO_3\downarrow+H_2O$$

$$Ca(OH)_2+2CO_{2(过量)} = Ca(HCO_3)_2$$

2. 氯化钙（$CaCl_2$） 氯化钙通常以含结晶水的无色晶体存在，临床上用于治疗钙缺乏症，也可用于抗过敏药。

3. 碳酸钙（$CaCO_3$） 碳酸钙俗称石灰石，是一种最常见的碳酸盐，难溶于水，易溶于酸性较强的酸，放出二氧化碳气体。碳酸钙加热会分解为氧化钙和二氧化碳。

$$CaCO_3+2HCl = CaCl_2+H_2O+CO_2\uparrow$$

市场上补钙产品很多,有些钙剂的有效成分为碳酸钙,请结合碳酸钙的理化性质分析其是否容易达到补钙效果?

三、铝

铝元素位于元素周期表第三周期ⅢA族,是活泼金属。铝在地壳中的含量约为7.7%,仅次于氧和硅,是含量最多的金属元素。铝制品在生活中应用广泛,但铝不是人体必需的微量元素。一些治疗消化道溃疡的药物中常常含有铝元素,但消化道如果吸收过多的铝,会造成脑神经障碍,引起帕金森病、老年性痴呆等。同时,铝在人体内有可能影响钙、铁等离子的吸收。

(一)铝的性质

铝具有银白色金属光泽,密度为 $2.7g/cm^3$,有良好的延展性、导电性和导热性。

铝是活泼金属,能与氧、硫、氮、卤素等非金属化合;且既能与酸反应,又能与碱反应,属于两性元素。

$$4Al+3O_2 \xrightarrow{\text{高温}} 2Al_2O_3$$
$$2Al+6HCl = 2AlCl_3+3H_2\uparrow$$
$$2Al+2NaOH+2H_2O = 2NaAlO_2+3H_2\uparrow$$

冷的浓硫酸和浓硝酸都能使铝钝化形成保护膜,因此可以用铝桶盛放浓硫酸和浓硝酸,但是不能盛放稀硫酸。

(二)常见铝的化合物

1. 氧化铝(Al_2O_3)和氢氧化铝[$Al(OH)_3$]

氧化铝和氢氧化铝都是两性化合物,既能与酸反应,也能与强碱反应。

$$Al_2O_3+6HCl = 2AlCl_3+3H_2O$$
$$Al_2O_3+2NaOH = 2NaAlO_2+H_2O$$
$$2Al(OH)_3+3H_2SO_4 = Al_2(SO_4)_3+6H_2O$$
$$Al(OH)_3+NaOH = NaAlO_2+2H_2O$$

2. 硫酸铝钾[$KAl(SO_4)_2$] 硫酸铝钾为无色晶体,有涩味,能溶于水,水溶液易水解显酸性,水解产生的 $Al(OH)_3$ 胶体,有净水的作用。明矾在中药中有收敛、抗菌的作用,生活中常作为油条和膨化食品中的膨松剂。

四、铁

铁在元素周期表中位于第四周期Ⅷ族。铁在自然界中分布很广,占地壳元素总量的4.2%,在氧、硅、铝后排第四位。铁是人体中含量最高的必需微量元素,是血红蛋白的重要组成元素,并参与很多重要的生理过程。

(一) 铁的性质

铁是比较活泼的金属,能与氧气、水和酸等多种化合物发生反应。

$$3Fe+2O_2 \xrightarrow{\text{高温}} Fe_3O_4$$

$$3Fe+4H_2O_{(g)} \xrightarrow{\text{高温}} Fe_3O_4+4H_2\uparrow$$

$$Fe+H_2SO_4 \xrightarrow{} FeSO_4+H_2\uparrow$$

$$Fe+CuSO_4 \xrightarrow{} FeSO_4+Cu$$

冷的浓硫酸和浓硝酸都能使铁钝化形成保护膜,因此可以用铁制容器盛放浓硫酸和浓硝酸。

(二) 常见铁的化合物

1. 氧化物和氢氧化物　铁的氧化物主要有氧化亚铁(FeO)、三氧化二铁(Fe_2O_3)和四氧化三铁(Fe_3O_4)。

铁的氧化物能与酸反应生成盐和水。

$$Fe_2O_3+6HCl \xrightarrow{} 2FeCl_3+3H_2O$$

铁的氢氧化物有氢氧化亚铁$Fe(OH)_2$和氢氧化铁$Fe(OH)_3$,均难溶于水,可以和酸反应生成盐和水。

$$Fe(OH)_3+3HCl \xrightarrow{} FeCl_3+3H_2O$$

2. 铁盐和亚铁盐　三氯化铁($FeCl_3$)为深棕色晶体,易潮解,为强酸弱碱盐,其水溶液显酸性。

硫酸亚铁晶体($FeSO_4 \cdot 7H_2O$)为浅绿色,俗称绿矾,其中铁为+2价,易被空气氧化变为黄褐色的三价铁盐$Fe(OH)SO_4$。硫酸亚铁为强酸弱碱盐,易水解变质,为保持其稳定性,常将其制剂pH调至酸性,若制成片剂则压膜以隔绝空气,并加抗氧剂(如维生素C)以防止在空气中氧化失效。硫酸亚铁可用于治疗缺铁性贫血。

 知识拓展

常量元素与微量元素

人体内大约有27种必需元素,其中常量元素为:O、C、H、N、Ca、P、K、S、Cl、Na、Mg等,约占人体重的99.95%。微量元素指占人体体重万分之一以下的元素:Fe、F、Zn、Si、Br、

Sn、Cu、V、I、Mn、Cr、Se、Mo、Ni、Co 等,微量元素虽然在人体内含量甚微,但却在生物体的生命活动过程中起着十分重要的作用。

下面介绍几种常见微量元素的生理功能及其临床意义。

铜在血红蛋白的合成过程中是一种不可缺少的辅助原料,参与造血过程。因此,当铜摄入不足时,造血功能发生障碍,也可发生缺铁性贫血。

氟在人体中是含量仅次于铁和硅的微量元素。氟对于牙齿的健康和骨骼组织的形成是有益的,摄入适量的氟可以防龋齿,强化牙齿,有益于儿童生长发育,防止老年人骨质变脆。

锌在人体内参与多种酶的组成或作为酶的激活剂,所以人体缺锌时,许多酶的活性下降,会引起有关代谢紊乱,使人体发育和生长受阻、厌食、影响免疫和生殖等。

本章小结	项目	内容
	元素周期表	1. 7 个周期,7 个主族,7 个副族,1 个 0 族,1 个Ⅷ族 2. 同周期元素从左向右:最外层电子 1~8 个 原子半径依次减小 正化合价+1~+7,负化合价−4~−1 金属性逐渐减弱,非金属性逐渐增强
	常见非金属元素	氯、碘、氧、硫、氮和磷
	常见金属元素	钠、钙、铝和铁

 目标测试

一、选择题

1. 在短周期元素中,原子最外电子层只有 1 个或 2 个电子的元素是(   )

A. 金属元素 　　　　　B. 稀有气体元素 　　　　　C. 非金属元素

D. 过渡元素 　　　　　E. 无法确定

2. 某元素的原子核外有 3 个电子层,最外层有 4 个电子,该原子核内的质子数为(   )

A. 14 　　　　　B. 15 　　　　　C. 16

D. 17 　　　　　E. 11

3. 某元素在周期表中处于ⅥA,它的最高正化合价可能是(　　　)

    A. +1 　　　　　　　　B. +2 　　　　　　　　C. +6

    D. +7 　　　　　　　　E. 0

4. 某元素原子最外层电子数为5,它处于周期表中的(　　　)

    A. ⅠA 　　　　　　　　B. ⅣA 　　　　　　　　C. ⅤA

    D. ⅦA 　　　　　　　　E. 0

5. 已知元素的原子序数,可以推断出原子的(　　　)

    ① 质子数　② 中子数　③ 质量数　④ 核电荷数　⑤ 核外电子数

    A. ①④⑤ 　　　　　　　B. ②④⑤ 　　　　　　　C. ③④⑤

    D. ①②③ 　　　　　　　E. ①③⑤

6. 主族元素在周期表中的位置取决于该元素的(　　　)

    A. 相对原子质量和核外电子数　　　　　B. 电子层数和最外层电子数

    C. 相对原子质量和最外层电子数　　　　D. 电子层数和次外层电子数

    E. 质子数和中子数

7. 下列各组元素中按微粒半径递增顺序排列的是(　　　)

    A. Li Na K 　　　　　　B. Ba^{2+} Ca^{2+} Mg^{2+} 　　　　C. Cl^- Ca^{2+} K^+

    D. N O F 　　　　　　　E. Be C Al

8. 关于元素周期律和元素周期表的下列说法,正确的是(　　　)

    A. 目前已发现所有元素,不可能再发现新的元素

    B. 元素的性质随着原子序数的增加而呈周期性变化

    C. 俄国化学家道尔顿为元素周期表的建立作出了巨大贡献

    D. 同一主族的元素从上到下,金属性呈周期性变化

    E. 同周期元素的性质呈现周期性变化

9. 不能在自然界以游离态单质存在的非金属是(　　　)

    A. 氮 　　　　　　　　B. 氧 　　　　　　　　C. 碳

    D. 氟 　　　　　　　　E. 氢

10. 能与冷浓硫酸作用产生钝化现象的金属是(　　　)

    A. 铁和锌 　　　　　　B. 铁和铝 　　　　　　C. 铝和铜

    D. 锌和铝 　　　　　　E. 钠和银

11. 短周期金属元素甲~戊在元素周期表中的相对位置如表所示,下面判断正确的是
(　　　)

甲	乙	
丙	丁	戊

    A. 原子半径:丙<丁<戊 　　　　　　　　B. 金属性:甲>丙

C. 氢氧化物碱性:丙>丁>戊   D. 最外层电子数:甲>乙

E. 最高正价:丙>丁>戊

二、填空题

1. 同周期元素 Li、Be、B、C、N、O、F 中,非金属最强的是_____,原子半径最大的是_____。

2. 元素周期表中横行称为周期,表内有_____个周期,第1、第2、第3周期称为_____周期,第4、第5、第6周期称为_____周期,第7周期称为_____周期。周期表共有_____族,其中有_____个主族,_____个副族,还有一个_____族和一个_____族。

3. 原子序数 = _____ = _____。

4. 一种元素的电子层数决定它所在的_____,最外层电子数决定它所在的_____。

5. 卤素包括_____、_____、_____、_____、_____5种元素,它们都是_____非金属元素。

6. 氯水是_____的水溶液,新制的氯水具有杀菌漂白作用是因为_____。

7. 硫的含氧化合物主要是_____、_____,浓硫酸具有_____、_____、_____等特性。

8. 氨气溶于水称为_____,其水溶液呈_____性,氨气与酸反应生成_____。

9. 铝的氧化物和氢氧化物具有_____性,既能与_____反应,又能与_____反应。

三、判断题

1. 元素周期律是元素原子核外电子排布周期性变化的结果。(　　　)

2. 所有元素原子的最外层电子数等于元素的最高化合价。(　　　)

3. 第3周期非金属元素含氧酸的酸性从左向右依次减弱。(　　　)

4. 元素周期表中位于金属和非金属分界线附近的元素属于过渡元素。(　　　)

5. 同周期主族元素的原子序数越大越易失电子。(　　　)

四、学以致用

1. 碘是人体必需的微量元素,结合所学知识,试讨论食用加碘盐是否有助于健康?

2. 使用铁质炊具是否有利于健康?

3. 试解释使用过的家用铝锅表面为什么会失去银白色金属光泽?用铝锅熬煮西红柿后,锅内壁会恢复银白色,为什么?

(蒋　梁)

第五章 ｜ 烃

05 章 数字资源

1. 了解有机物的概念、特点和分类。
2. 熟悉有机物的结构特点。
3. 掌握各类烃的结构特点和基本性质。

第一节　有机化合物概述

自然界中存在的物质种类繁多，根据它们的组成、结构和性质，通常分为无机化合物和有机化合物两大类。19 世纪以前，人们认为有机化合物只能从动植物体内取得。1828 年，人类首次使用无机化合物合成了有机化合物——尿素，打破了有机化合物只能从生物体内取得的观念。现在人类已经能够合成许多自然界存在的或不存在的有机化合物，如塑料、合成橡胶、合成纤维、药物和染料等。有机化合物与人类的关系非常密切，在生活、生产的各个领域中发挥着重要作用。

一、有机化合物的概念及特点

（一）有机化合物的概念

任何一种有机化合物，其分子组成都含有碳元素，绝大多数还含有氢元素。由于有机化合物分子中的氢原子可以被氧、氮、卤素等其他原子或原子团所代替，衍生出许多其他的有机化合物，这些有机化合物又称为**衍生物**。因此我们将**碳氢化合物及其衍生物称为有机化合物，简称有机物**。研究有机化合物的化学科学称为有机化学。

一氧化碳、二氧化碳和碳酸盐等少数物质，虽然含有碳元素，但是它们的组成和性质与无机物相似，通常被认定为无机物。

你能说出几种生活中遇到的有机化合物吗?

(二)有机化合物的特点

有机化合物的特殊结构导致其具有与无机化合物不同的下列特征:

1. **可燃性**　绝大多数有机化合物都可以燃烧,如棉花、油脂、酒精和乙醚等。无机化合物则大部分不能燃烧。

2. **熔点低**　有机化合物的熔点都较低,一般不超过 400℃。常温下多数有机化合物为易挥发的气体、液体或低熔点固体,而无机化合物的熔点较高。如蔗糖和氯化钠是生活中常见外观相似的晶体,蔗糖的熔点只有 186℃,氯化钠的熔点却高达 800℃,氧化铝的熔点则高达 2 050℃。

3. **溶解性**　绝大多数有机化合物难溶于水,易溶于有机溶剂,如酒精、汽油、乙醚等。无机化合物则相反,大多数易溶于水,难溶于有机溶剂。如油漆沾到手上用水不易洗净,而用汽油却很容易洗净。食盐易溶于水,不溶于油脂。

4. **稳定性差**　大多数有机化合物不如无机化合物稳定,常因温度、细菌、空气或光照的影响发生化学反应而变质。如生肉常温露置于空气中一天就会变质,而食盐常温露置于空气中半年后仍可食用。

5. **反应速率慢**　大多数有机化合物之间的反应速率较慢,有的需要几个小时、几天,甚至更长时间才能完成。因此常采用加热、光照或使用催化剂等方法加快反应速度。而大多数无机化合物之间的反应速率较快,如酸碱中和反应能在瞬间完成。

6. **反应产物复杂**　大多数有机化合物之间的反应,常伴有副反应发生,反应主产物和副产物混杂。而无机化合物之间的反应,少有副反应发生,产物简单。

以上这些有机化合物不同于无机化合物的特征普遍存在,但也有一些特例,如乙醇与水可以任意比例互溶,四氯化碳等有机物不能燃烧并用作灭火材料。有机化合物的这些特性是由它们的分子结构决定的。

二、有机化合物的结构特点

(一)碳原子的结构特点

有机化合物的结构特点,主要是由碳原子的结构决定的。碳原子最外电子层有 4 个电子,既不容易失去电子,也不容易得到电子,因此碳原子易与其他原子以共用电子对的方式达到 8 电子稳定结构。我们把**原子间通过共用电子对形成的化学键称为共价键**,用短线"-"表示。

例如,碳原子最外电子层 4 个电子,能与 4 个氢原子的电子形成 4 个共价键,组成甲烷分子 CH_4。如果以"·"表示碳原子最外层的电子,以"×"表示氢原子的一个电子,则甲烷分子可表示为式一;如果把式一中的共用电子对改用短线"−"表示,即成为甲烷分子的结构式。

$$
\begin{array}{ccc}
& H & & H \\
& \overset{\times}{\underset{\times}{\cdot}} & & | \\
H\overset{\cdot}{\underset{\cdot}{\times}}C\overset{\cdot}{\underset{\cdot}{\times}}H & & H{-}C{-}H \\
& \overset{\cdot}{\underset{\times}{\cdot}} & & | \\
& H & & H \\
\end{array}
$$

式一 甲烷的结构式

这种**能表示有机化合物分子中原子间连接顺序和方式的式子称为结构式**。

(二) 碳碳键的类型

有机化合物中,碳原子最外电子层的 4 个电子既能与氢原子或其他原子形成共价键,碳原子之间也可以形成共价键。两个碳原子之间共用一对电子形成的键称为**碳碳单键**;两个碳原子之间共用两对电子形成的键称为**碳碳双键**;两个碳原子之间共用三对电子形成的键称为**碳碳三键**;碳原子之间的单键,双键和三键可表示如下:

$$
-\overset{|}{\underset{|}{C}}-\overset{|}{\underset{|}{C}}- \qquad \diagdown\overset{}{\underset{}{C}}{=}\overset{}{\underset{}{C}}\diagup \qquad -C{\equiv}C-
$$

单键 双键 三键

碳原子之间通过单键、双键或者三键相互连接形成长短不一的链状和各种不同的环状,构成有机化合物的基本骨架,这是有机化合物种类繁多的原因之一。

 课堂互动

有机化合物中一个碳原子应该有几个共价键? 可以形成碳碳四键吗?

(三) 碳原子的种类

根据碳原子直接连接其他碳原子的数目不同,可将其分为**伯、仲、叔、季四类碳原子**。

$$
\begin{array}{c}
CH_3 \\
| \\
H_3C{-}\underset{2}{C}{-}\underset{3}{CH}{-}\underset{4}{CH_2}{-}\underset{5}{CH_3} \\
\underset{1}{} \quad | \quad | \\
CH_3 \ CH_3
\end{array}
$$

在上述结构中,只与一个碳原子直接相连的碳原子(如上式中的 C-1,5)称为**伯碳原子**;与两个碳原子直接相连的碳原子(如 C-4)称为**仲碳原子**;与三个碳原子直接相连的碳原子(如 C-3)称为**叔碳原子**;与四个碳原子直接相连的碳原子(如 C-2)称为**季碳原子**。

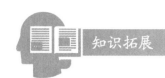

同分异构现象

在研究有机物分子组成和性质的过程中,发现许多有机物的分子组成相同,但性质却有差异,进一步的研究发现是由于它们的结构不相同而引起的。例如:分子组成为C_2H_6O的化合物,可以有两种不同的连接顺序,构成两种不同的物质。一种是我们熟悉的乙醇,常温下是液体,能与金属钠反应;而另一种是甲醚,常温下是气体,不能与金属钠反应。乙醇和甲醚的结构可分别表示为:

$$CH_3—CH_2—OH \qquad\qquad CH_3—O—CH_3$$

乙醇   甲醚

这种**分子组成相同,而结构不同的化合物,互称为同分异构体。这种现象称为同分异构现象。**同分异构现象在有机化合物中普遍存在,这是有机化合物种类繁多的又一个重要原因。为便于区别同分异构体的不同,常用结构简式表示。

三、有机化合物的分类

有机化合物的种类繁多,除了碳氢化合物——烃,还有许多烃的衍生物,为了便于学习和研究,可采用官能团分类法。我们把**能决定一类有机化合物化学特性的原子或原子团,称为官能团。**按分子中所含官能团的不同,可将常见有机化合物分类如下(表5-1):

表5-1　有机化合物类型及其官能团

化合物类型	官能团名称	官能团结构	化合物类型	官能团名称	官能团结构
烯烃	碳碳双键	$\diagdown C=C\diagup$	醛	醛基	$-\overset{\displaystyle O}{\overset{\|}{C}}-H$
炔烃	碳碳三键	$-C\equiv C-$	酮	酮基	$-\overset{\displaystyle O}{\overset{\|}{C}}-$
醇和酚	羟基	$-OH$	羧酸	羧基	$-\overset{\displaystyle O}{\overset{\|}{C}}-OH$
醚	醚基	$-O-$	胺	氨基	$-NH_2$

第二节　烃

只有碳和氢两种元素组成的有机化合物称为碳氢化合物,简称烃。烃是有机化合物的母体,其他含有氧、氮、硫、磷、卤素等原子的有机化合物都可以看作是烃的衍生物。

根据分子中碳原子的结构特点,烃可以分为开链烃(简称链烃)和闭链烃(简称环烃)。

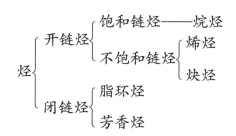

一、烷 烃

(一)甲烷的结构

最简单的烷烃是甲烷,整个分子呈正四面体形的立体结构。碳原子位于正四面体的中心,4 个氢原子分别位于正四面体的 4 个顶点上(图 5-1)。

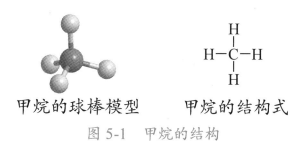

甲烷的球棒模型　　甲烷的结构式

图 5-1　甲烷的结构

(二)甲烷的性质

甲烷是无色无臭的气体,比空气轻,难溶于水。通常情况下甲烷比较稳定,与强酸、强碱及强氧化剂都不发生化学反应。但在一定条件下,甲烷也会发生以下化学反应:

1. 取代反应　甲烷和氯气在黑暗中不发生反应,但在日光照射、高温或催化剂的影响下,甲烷和氯气能逐步反应,甚至发生爆炸。

$$CH_4+Cl_2 \xrightarrow{\text{光照}} CH_3Cl+HCl$$

$$CH_3Cl+Cl_2 \xrightarrow{\text{光照}} CH_2Cl_2+HCl$$

$$CH_2Cl_2+Cl_2 \xrightarrow{\text{光照}} CHCl_3+HCl$$

$$CHCl_3+Cl_2 \xrightarrow{\text{光照}} CCl_4+HCl$$

有机化合物分子中的原子或原子团被其他原子或原子团所代替的反应称为**取代反应**。

2. 氧化反应　甲烷可以燃烧,生成二氧化碳和水,同时放出大量的热。

$$CH_4+2O_2 \xrightarrow{\text{点燃}} CO_2+2H_2O$$

甲烷是天然气、沼气、油田气和煤矿坑道气的主要成分,纯净的甲烷可以在空气中安静地燃烧,发出淡蓝色的火焰,生成二氧化碳和水,同时放出大量的热。甲烷在生活中具有广泛应用价值,是一种清洁能源。但当空气中甲烷含量在 0.05~0.154 时,遇火花即可发生爆炸,因此家用天然气中,常掺入有特殊气味的气体,提醒天然气泄漏。

(三) 烷烃的同系物

烷烃又称饱和链烃,分子中碳原子之间以碳碳单键结合,其余全部是碳氢单键。

除甲烷外,还有乙烷(C_2H_6)、丙烷(C_3H_8)、丁烷(C_4H_{10})……

甲烷　　　　乙烷　　　　丙烷　　　　丁烷

比较这些烷烃可以看出,相邻的两个烷烃在分子组成上都相差一个—CH_2—原子团,—CH_2—称为同系差。有机化学中把这种结构相似、分子组成上相差一个或若干个—CH_2—原子团的一系列化合物称为同系列。同系列中的化合物互称同系物。**烷烃同系物分子组成通式为 C_nH_{2n+2}。**

(四) 烷烃的命名

有机化合物具有种类繁多、数目庞大和结构复杂的特点,为了便于标识,一般采用系统命名法。

1. 直链烷烃　直链烷烃的系统命名法是根据分子中碳原子数目称为"某烷"。10个及 10 个以下碳原子的烷烃,分别用天干顺序(甲、乙、丙、丁、戊、己、庚、辛、壬、癸)的10 个字表示碳原子的数目,后面加"烷"字;含有 10 个以上碳原子的烷烃则用中文数字表示碳原子的数目来进行命名。例如:CH_4(甲烷),C_2H_6(乙烷),C_3H_8(丙烷),$C_{11}H_{24}$(十一烷),$C_{20}H_{42}$(二十烷)等。

在系统命名法中,烃分子去掉一个氢原子所剩下的原子团称为**烃基**。烷烃分子中去掉一个氢原子所剩下的原子团称为烷烃基,简称烷基,通常用(R—)表示。烷基的命名根据烷烃而定。多于两个碳原子的烷烃,可以衍生出多个不同的烷基。例如:

CH₄　甲烷　　　　　　　　H_3C—　甲基

H_3C—CH_3　乙烷　　　　　　H_3C—CH_2—　乙基

H_3C—CH_2—CH_3　丙烷　　　　H_3C—CH_2—CH_2—　正丙基

CH_3—$\overset{|}{CH}$—CH_3　异丙基

2. 支链烷烃　支链烷烃的系统命名法的基本步骤如下:

(1) 选择主链:选择含有碳原子最多的链为主链。根据主链上碳原子个数称为"某烷"。支链作为取代基。

(2) 给主链编号:从靠近取代基的一端开始,用阿拉伯数字给主链上的碳原子编号,以确定取代基的位次。取代基的位次与名称之间用短线隔开,写在"某烷"名称之前。

例如：

$$H_3\overset{1}{C}-\overset{2}{C}H-\overset{3}{C}H_2-\overset{4}{C}H_3$$
$$|$$
$$CH_3$$

2-甲基丁烷

（3）确定名称：将取代基的位次、数目、名称依次写在"某烷"之前。如主链上连有相同的取代基，将取代基合并，位次之间用"，"隔开，用二、三……数字表示取代基的数目；若取代基不同，简单的写在前面，复杂的写在后面。例如：

$$CH_3$$
$$|$$
$$H_3\overset{1}{C}-\overset{2}{C}-\overset{3}{C}H-\overset{4}{C}H_2-\overset{5}{C}H_3$$
$$|\ \ |$$
$$CH_3\ CH_3$$

2,2,3-三甲基戊烷

$$CH_3$$
$$|$$
$$H_3\overset{1}{C}-\overset{2}{C}H-\overset{3}{C}H-\overset{4}{C}H-\overset{5}{C}H_3$$
$$|\ \ \ \ |$$
$$CH_3\ CH_2-CH_3$$

2,4-二甲基-3-乙基戊烷

（五）烷烃的性质

烷烃的物理性质一般随碳原子数目的递增表现出规律性的变化，常温下含 1~4 个碳原子的烷烃为气体，碳原子较多的烷烃为液体或固体，都难溶于水，化学性质相似。由于烷烃分子中的碳碳单键和碳氢单键都是比较牢固的 σ 键，因而化学性质比较稳定，与甲烷相似，一般条件下不与强酸、强碱和强氧化剂发生反应，但可以发生燃烧和取代反应。

课堂互动

用系统命名法命名下列烷烃。

$$CH_3-CH-CH-CH_2-CH_3$$
$$|\ \ \ |$$
$$CH_3\ CH_3$$

$$CH_3-CH-CH-CH_2-CH_3$$
$$|\ \ \ \ |$$
$$CH_3\ CH_2-CH_3$$

二、烯　烃

分子中含有**碳碳双键**（$\overset{\diagdown}{}C=C\overset{\diagup}{}$）**的不饱和烃称为烯烃**。

（一）乙烯的结构

乙烯（$CH_2=CH_2$）是最简单的烯烃，空间结构为平面结构。其结构式见图 5-2。

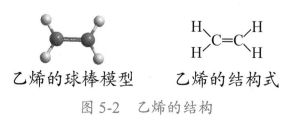

乙烯的球棒模型　　乙烯的结构式

图 5-2　乙烯的结构

（二）乙烯的性质

乙烯是无色无臭略带甜味的气体，密度与空气接近，难溶于水。乙烯分子中的碳碳双键并不是两个单键的叠加，而是一个 σ 键，连接稳定；一个 π 键，容易断裂。

乙烯在一定条件下可以发生加成反应、聚合反应和氧化反应。

1. 加成反应　乙烯在催化剂（Pt 或 Ni）的作用下，断开 π 键，与氢气加成，生成乙烷。

$$CH_2{=}CH_2 + H_2 \xrightarrow{Pt} CH_3{-}CH_3$$

乙烯能与溴水或溴的四氯化碳溶液发生加成反应，使溴的颜色消失，可用于乙烯的鉴别。

$$CH_2{=}CH_2 + Br_2 \longrightarrow \underset{\underset{Br}{|}}{CH_2}{-}\underset{\underset{Br}{|}}{CH_2}$$

1,2-二溴乙烷

在有机化合物分子中，双键或三键中的 π 键断开加入其他原子或原子团的反应称为**加成反应**。乙烯还可以与其他卤素单质、卤化氢、水等发生加成反应。

2. 聚合反应　在一定条件下，许多乙烯分子中断开双键中的 π 键，相互连接形成一个碳链更长的大分子，称为聚乙烯。

$$n\ \underset{\underset{H}{|}}{\overset{\overset{H}{|}}{C}}{=}\underset{\underset{H}{|}}{\overset{\overset{H}{|}}{C}} \xrightarrow{催化剂} {-}(CH_2{-}CH_2)_n{-}$$

聚乙烯

3. 氧化反应　乙烯可在氧气中燃烧，也可被酸性 $KMnO_4$ 溶液氧化，使 $KMnO_4$ 紫红色褪色，可用于乙烯的鉴别。

$$CH_2{=}CH_2 + 3O_2 \xrightarrow{点燃} 2CO_2 + 2H_2O$$

（三）烯烃的同系物

烯烃除乙烯外，还有丙烯、丁烯、戊烯等一系列化合物。分子中含有一个双键的烯烃称为单烯烃，比相同碳原子数的烷烃分子少 2 个氢原子，因此单**烯烃的通式为 C_nH_{2n}**。

（四）烯烃的命名

烯烃的系统命名法与烷烃类似，其要点是选择含有碳碳双键且碳原子数目最多的碳链作为主链，从靠近双键的一端开始给主链上的碳原子编号，并把双键位置用阿拉伯数字标在"某烯"之前，用短线隔开。把支链作为取代基，将其位置、数目和名称依次写在双键位置的前面，用短线隔开。如双键在主链的中央，则编号从靠近取代基的一端开始。例如：

$$CH_3{-}CH{=}CH{-}\underset{\underset{CH_3}{|}}{CH_3} \qquad CH_3{-}CH{=}CH{-}\underset{\underset{CH_3}{|}}{\overset{\overset{CH_3}{|}}{C}}{-}CH_3$$

2-甲基-2-丁烯　　　　　　4,4-二甲基-2-戊烯

（五）烯烃的性质

烯烃的化学性质和乙烯相似，可以发生加成反应、聚合反应等，能使酸性高锰酸钾溶液及溴水褪色。

 课堂互动

用系统命名法命名下列烯烃。

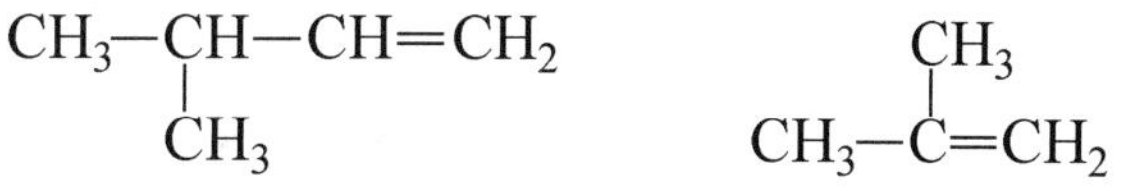

$$CH_3-CH-CH=CH_2 \qquad\qquad CH_3-\overset{\displaystyle CH_3}{\underset{\displaystyle |}{C}}=CH_2$$
$$\underset{\displaystyle CH_3}{|}$$

三、炔 烃

分子中含有碳碳三键（—C≡C—）的不饱和烃称为炔烃。

（一）乙炔的结构

乙炔是最简单的炔烃，空间结构为直线型结构，其结构如下（图 5-3）：

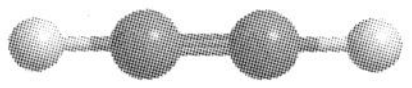

$$H-C\equiv C-H$$

乙炔的球棒模型　　　乙炔的结构式

图 5-3　乙炔的结构

（二）乙炔的性质

乙炔俗称电石气，是无色无臭的气体，比空气略轻，微溶于水。乙炔分子中的碳碳三键由一个比较稳定的 σ 键，两个容易断开的 π 键组成。

1. 加成反应　乙炔性质与乙烯相似，也可以与氢气、卤素单质、卤化氢、水等发生加成反应。例如：

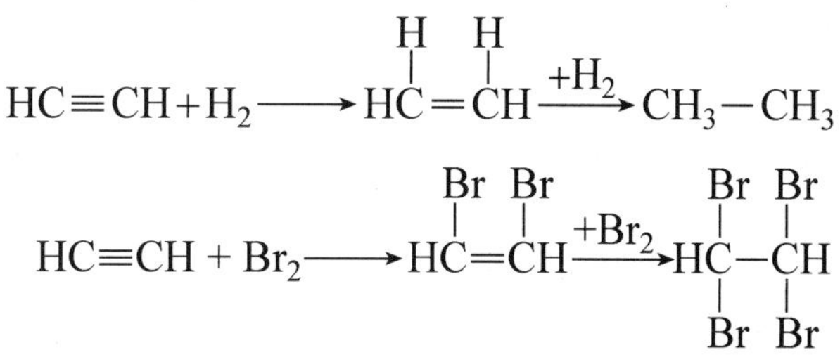

$$HC\equiv CH+H_2 \longrightarrow H\overset{H}{\underset{}{C}}=\overset{H}{\underset{}{C}}H \xrightarrow{+H_2} CH_3-CH_3$$

$$HC\equiv CH + Br_2 \longrightarrow H\overset{Br}{\underset{}{C}}=\overset{Br}{\underset{}{C}}H \xrightarrow{+Br_2} \overset{Br\ Br}{\underset{Br\ Br}{HC-CH}}$$

1,1,2,2-四溴乙烷

乙炔与溴水或溴的四氯化碳溶液发生加成反应，使溴的颜色消失，可用于乙炔的鉴别。

2. 氧化反应　乙炔在氧气中燃烧生成二氧化碳和水，火焰温度可达 3 000℃以上，因此常用它来切割和焊接金属。

与乙烯相似，乙炔也容易被强氧化剂酸性高锰酸钾溶液氧化，使高锰酸钾溶液褪色，可用于乙炔的鉴别。

（三）炔烃的同系物

炔烃有丙炔、丁炔、戊炔等一系列化合物。由于碳碳三键的存在，炔烃分子里氢原子比相同碳原子数的烯烃分子还要少 2 个氢原子，所以**炔烃的通式是 C_nH_{2n-2}。**

（四）炔烃的命名

炔烃的系统命名法和烯烃相似，将"烯"字改为"炔"字即可。例如：

$$CH_3-C≡C-\overset{\overset{\displaystyle CH_3}{|}}{\underset{\underset{\displaystyle CH_3}{|}}{C}}-CH_3 \qquad\qquad CH≡C-\overset{\overset{\displaystyle CH_3}{|}}{CH}-CH_3$$

4,4-二甲基-2-戊炔   3-甲基-1-丁炔

（五）炔烃的性质

炔烃的化学性质与乙炔相似，容易发生加成反应、氧化反应等，能使酸性高锰酸钾溶液和溴水褪色。

课堂互动

用系统命名法给下列炔烃命名。

$$HC≡C-CH_2-CH_3 \qquad\qquad CH_3-C≡C-\overset{\overset{\displaystyle CH_3}{|}}{CH}-CH_3$$

知识拓展

脂 环 烃

分子中原子连接成开放链状的化合物称为开链化合物，最初从油脂中得到，所以又称为脂肪族化合物。开链烃又称脂肪烃。化学性质与脂肪烃相似的环烃称为脂环烃，分为饱和脂环烃和不饱和脂环烃。饱和脂环烃称为环烷烃；不饱和脂环烃又分为环烯烃和环炔烃，环烷烃和环烯烃较多见，环炔烃则较少见。环烷烃中只有一个碳环的称为单环烷烃，它的通式为 C_nH_{2n}。自然界最常见的环烷烃是五元环和六元环。

环烷烃的命名是根据组成环的碳原子数称为环某烷。例如：

环丙烷   环丁烷   环戊烷   环己烷

四、苯及其同系物

(一) 苯的结构

1865年德国化学家凯库勒根据苯的分子式(C_6H_6)首先提出了苯的环状结构,后经进一步研究确定,苯分子中闭合成环的六个碳键是介于单键和双键之间的一种特殊的 π 键,每个碳又各结合一个氢原子,可表示如下(图5-4):

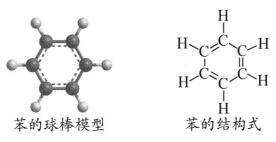

苯的球棒模型   苯的结构式

图 5-4　苯的结构

可简写为 ⬡ 或 ⬡。

(二) 苯的性质

苯是一种无色、带有特殊气味的液体,比水轻,不溶于水,沸点为80.1℃,熔点为5.5℃,易挥发。

由于苯分子具有特殊的环状结构,使得苯的性质比较稳定,但在一定条件下,苯可发生以下化学反应:

1. 取代反应　苯分子中的氢原子能被其他原子或原子团所取代。

$$\text{⬡} + Cl_2 \xrightarrow[\triangle]{Fe粉} \text{⬡}{-}Cl + HCl$$
氯苯

$$\text{⬡} + HNO_3(浓) \xrightarrow[50\sim60℃]{H_2SO_4(浓)} \text{⬡}{-}NO_2 + H_2O$$
硝基苯

$$\text{⬡} + H_2SO_4(浓) \xrightarrow{70\sim80℃} \text{⬡}{-}SO_3H + H_2O$$
苯磺酸

2. 加成反应　苯不易发生加成反应,但特殊条件下可以与氢气、氯气等发生加成反应。例如:

$$\text{⬡} + 3H_2 \xrightarrow[\triangle]{Ni} \text{⬡}$$

3. 氧化反应　苯能在空气中燃烧,生成二氧化碳和水。因分子中碳含量较大,不易充分氧化,燃烧时产生黑烟。苯比较稳定,不能使酸性高锰酸钾溶液褪色。

(三) 苯的同系物及命名

苯的同系物是指苯分子中的氢原子被烷基取代的化合物。**苯及苯的同系物通式为C_nH_{2n-6}（n ≥ 6）**。当苯环上只有简单取代基时,可视苯环为母体,烷基作取代基。例如:

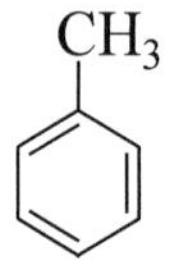

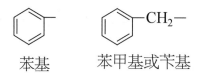

如果苯环上有两个取代基,则可以根据它们的相对位置不同,在前面加邻、间、对或用数字表示。

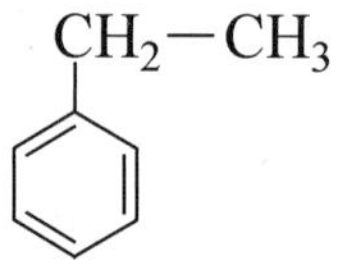

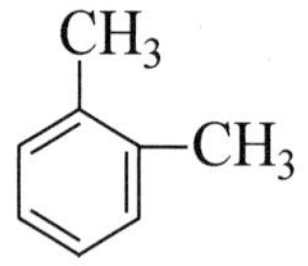

邻二甲苯	间二甲苯	对二甲苯
1,2-二甲苯	1,3-二甲苯	1,4-二甲苯

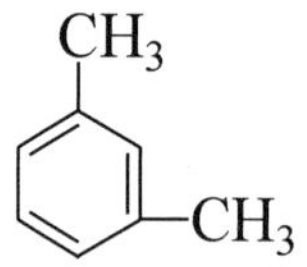

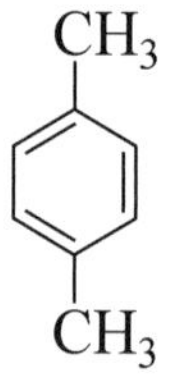

苯及其同系物分子中的一个氢原子被去掉后,所余下的原子团称为**芳基**,常用 Ar– 表示。

苯基　　苯甲基或苄基

知识拓展

稠环芳香烃

通过共用相邻的两个碳原子相互稠合而成的芳香烃称为**稠环芳香烃**。如萘、蒽、菲等。

1. **萘**　萘的分子式为 $C_{10}H_8$,是由两个苯环共用两个碳原子稠合而成的。萘分子的结构简式如下:

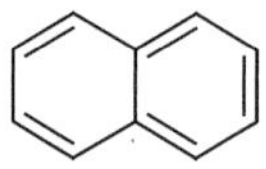

萘

萘是一种白色片状晶体,在室温下容易升华,熔点为 80.5℃,沸点为 218℃,不溶于水,而能溶于乙醇、乙醚等有机溶剂中,具有特殊的气味。萘蒸汽或粉尘对人体有害。

2. **蒽和菲**　蒽和菲的分子式都是 $C_{14}H_{10}$,两者互为同分异构体。它们在结构上都与萘相似。蒽和菲的结构简式如下：

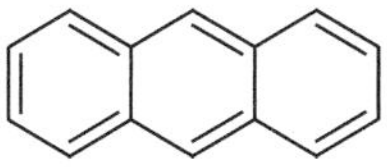

蒽 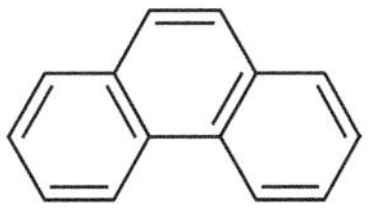　　　　　　　　菲

蒽和菲均为无色晶体,可作为制造染料的原料。生物体内许多重要化合物的分子结构含有菲的骨架。完全氢化的菲与环戊烷稠合的化合物称为**环戊烷多氢菲**,其结构式如下：

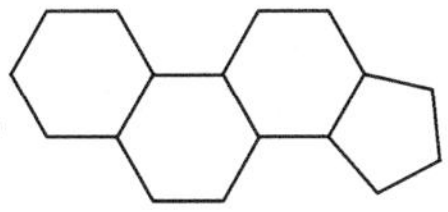

环戊烷多氢菲

环戊烷多氢菲本身不存在于自然界中,但它的衍生物却广泛存在于动植物体内,具有重要的生理作用,如胆甾醇、维生素 D、胆酸和性激素等。

本章小结

项目	内容
结构式	表示分子中原子之间连接顺序和方式的式子
同分异构体	分子组成相同,结构不同的化合物
官能团	决定有机物化学性质的原子或原子团
烷烃	通式 C_nH_{2n+2},性质比较稳定,代表物质:甲烷
烯烃	通式 C_nH_{2n},官能团碳碳双键,代表物质:乙烯
炔烃	通式 C_nH_{2n-2},官能团碳碳三键,代表物质:乙炔
苯的同系物	通式 C_nH_{2n-6},含有一个苯环,代表物质:苯

？目标测试

一、选择题

1. 下列物质中,属于有机物的是(　　　)

　A. CO　　　　　　　　B. CH_4　　　　　　　　C. H_2CO_3

　D. K_2CO_3　　　　　　E. CO_2

2. 分子组成属于饱和烃的是(　　　)

　A. 甲烷　　　　　　　B. 乙炔　　　　　　　C. 苯

D. 乙烯　　　　　　　　E. 甲苯

3. 烯烃的官能团是（　　　）

A. 碳碳单键　　　　　　B. 碳碳双键　　　　　　C. 碳碳三键

D. 苯基　　　　　　　　E. 乙基

4. 下列物质中,容易燃烧的是（　　　）

A. NaCl　　　　　　　　B. 无水酒精　　　　　　C. HCl

D. 金属 Fe　　　　　　　E. NaOH

5. 下列化合物分子中同时含有伯、仲、叔、季碳原子的是（　　　）

A. 戊烷　　　　　　　　B. 2-甲基戊烷　　　　　　C. 2,3-二甲基戊烷

D. 2,2,4-三甲基戊烷　　E. 2,2-二甲基戊烷

6. 分子式符合通式 C_nH_{2n-2} 的有机物是（　　　）

A. 乙烷　　　　　　　　B. 乙烯　　　　　　　　C. 乙炔

D. 苯　　　　　　　　　E. 乙苯

7. 下列关于烃的说法正确的是（　　　）

A. 烃是指分子里含有氢元素的化合物

B. 烃是指分子里含有碳元素的化合物

C. 烃是指燃烧反应后生成二氧化碳和水的有机物

D. 烃是指仅由碳和氢两种元素组成的化合物

E. 烃是指分子里含有碳、氢元素的化合物

8. 下列名称不正确的选项是（　　　）

A. 2-甲基丁烷　　　　　B. 3-乙基戊烷　　　　　C. 3-甲基戊烷

D. 2-丁炔　　　　　　　E. 3-丁烯

9. 下列关于同系物的叙述,不正确的是（　　　）

A. 同系物具有相同的通式

B. 同系物具有相似的化学性质

C. 同系物中,两个相邻的物质的相对分子质量相差 14

D. 符合通式 $C_nH_{2n}(n \geqslant 2)$ 的烃互为同系物

E. 同系物的物理性质随碳原子数的增多而呈规律性变化

二、填空题

1. 有机化合物是指_____。

2. 有机化合物一般都_____ 燃烧,熔点_____,_____ 溶于水,易溶于有机溶剂,稳定性_____。

3. 有机化合物之间的反应速率_____,而且反应产物_____,常伴有副反应发生。

4. 有机化合物分子中两个碳原子之间共用一对电子形成的键称为_____;共用两对电子形成的键称为_____;共用三对电子形成的键称为_____。

5. 决定一类有机化合物_____的原子或原子团称为官能团。

6. 烷烃的通式为_____,烷烃分子中的原子之间都以_____键相连。

7. 分子里含有_____的烃称为炔烃。

8. 苯和苯的同系物分子组成通式为_____。

三、命名或写出结构式

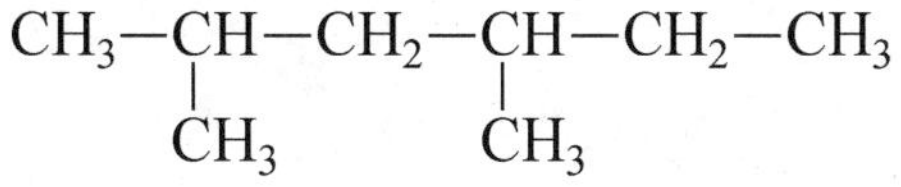

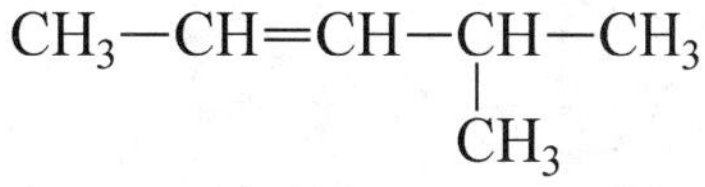

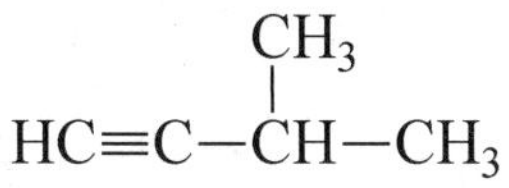

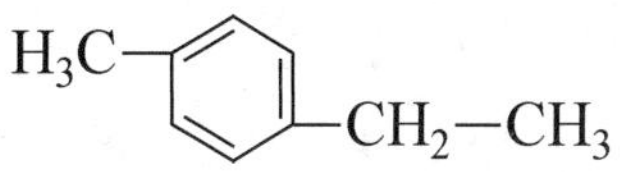

$$CH_3-CH-CH_2-CH-CH_2-CH_3$$
$$\quad\ \ \ \ |\qquad\qquad |$$
$$\quad\ \ \ \ CH_3\qquad\ \ CH_3$$

$$CH_3-CH=CH-CH-CH_3$$
$$\qquad\qquad\qquad\quad |$$
$$\qquad\qquad\qquad\ \ CH_3$$

$$\qquad\qquad\ CH_3$$
$$\qquad\qquad\ |$$
$$HC\equiv C-CH-CH_3$$

$$H_3C-\!\!\!\bigcirc\!\!\!-CH_2-CH_3$$

2,4-二甲基戊烷　　3-甲基-3-乙基戊烷　　2-甲基-2-丁烯　　邻二甲苯

（高琦宽）

第六章 | 烃的衍生物

06章 数字资源

学习目标

1. 掌握典型烃的衍生物的结构式、化学性质和用途。
2. 熟悉烃的衍生物的结构、官能团和性质。
3. 了解常见化合物及应用。

医药中常见的烃的衍生物有两类。一类是含氧衍生物,如醇、酚、醚、醛、酮、羧酸及酯等;另一类是含氮衍生物,如胺、酰胺等。烃的衍生物在医药上有广泛的用途,有些可直接用作药物,有些是合成药物的原料。

第一节 醇

一、乙 醇

(一)乙醇的结构

乙醇是典型的醇类化合物,从结构看,乙醇可看作是乙烷分子中的一个氢原子被羟基(—OH)取代的产物,羟基是乙醇的官能团。乙醇的结构模型和结构式见图6-1。

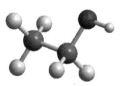

乙醇的球棒模型   乙醇的结构式

图 6-1 乙醇的结构

（二）乙醇的性质

乙醇俗称酒精，是人类最早使用的有机物之一。常温常压下，为无色透明、有特殊香味的液体，沸点为78.5℃，易挥发，易燃，密度比水小，能与水以任意比例混溶。

乙醇分子中含有羟基，羟基比较活泼。醇的主要化学性质都发生在羟基及与羟基相连的碳原子上。

1. 与活泼金属反应　乙醇分子中羟基上的氢原子能被活泼金属钠（或钾等）置换，生成醇钠（或醇钾等）和氢气。

$$2CH_3CH_2OH + 2Na \longrightarrow 2CH_3CH_2ONa + H_2\uparrow$$

此反应并不剧烈，可用此方法来销毁金属钠。

2. 氧化反应　乙醇可以燃烧，在催化剂（Cu 或 Ag）存在下，也可被空气中的氧气氧化，生成乙醛。

$$2CH_3CH_2OH + O_2 \xrightarrow[\triangle]{Ag或Cu} 2CH_3CHO + 2H_2O$$

在常温下，乙醇也可以被强氧化剂，如酸性 $KMnO_4$、酸性 $K_2Cr_2O_7$ 氧化。

 知识拓展

酒精检测仪的原理

在常温下，乙醇能被酸性 $K_2Cr_2O_7$（橙黄色）氧化，乙醇被氧化成乙醛，进一步被氧化成乙酸。而 $K_2Cr_2O_7$ 被还原成 Cr^{3+}（亮绿色），反应颜色变化明显。检测司机是否属于酒后驾车的酒精检测仪就是依据这一原理设计的。

3. 脱水反应

(1) 分子内脱水：乙醇与浓硫酸共热到 170℃ 左右时，发生分子内脱水，生成乙烯。

$$\underset{[H \quad\quad OH]}{CH_2-CH_2} \xrightarrow[170℃]{H_2SO_4(浓)} H_2C=CH_2 + H_2O$$

乙烯

(2) 分子间脱水：乙醇与浓硫酸共热到 140℃ 左右时，发生分子间脱水，生成乙醚。

$$CH_3CH_2-O\underset{}{[H + HO]}CH_2CH_3 \xrightarrow[140℃]{H_2SO_4(浓)} CH_3CH_2-O-CH_2CH_3 + H_2O$$

乙醚

乙醇可用作燃料、造酒等，是重要的溶剂和化工原料。市售药用酒精的体积分数为0.95，医药上主要用于配制碘酊（碘酒），浸制药酒、配制消毒酒精和擦浴酒精。乙醇能使蛋白质变性，抑制细菌的生长繁殖，可用作消毒剂，临床上将体积分数为 0.70~0.75 的酒精溶液用于皮肤和器械的消毒。体积分数为 0.25~0.50 的酒精溶液可作擦浴剂,以达到退热、降温的目的。体积分数为 0.50 的酒精溶液还可以改善局部微循环、预防压疮。

课堂互动

用作擦浴的酒精是利用了酒精的什么特性?

知识拓展

为什么不用药用酒精消毒

酒精能渗入细菌体内,使组成细菌的蛋白质凝固,所以酒精在医药上常用作消毒剂。为什么用 0.70~0.75 的酒精而不用药用酒精消毒呢?这是因为酒精浓度越高,使蛋白质凝固的作用越强。当高浓度的酒精与细菌接触时,菌体表面迅速凝固,形成一层包膜,阻止了酒精继续向菌体内部渗透,细菌内部的细胞未被彻底杀死,因此使用高浓度酒精达不到彻底消毒杀菌的目的。如果使用 0.70~0.75 的消毒酒精,既能使组成细菌的蛋白质凝固,又不形成包膜,酒精可以继续向内渗透,最终达到彻底消毒杀菌的目的。经实验证明,若酒精的浓度低于 0.70,也不能彻底杀死细菌。

二、醇

(一)醇的结构

醇是脂肪烃、脂环烃、芳香烃侧链上的氢原子被羟基取代生成的化合物。醇分子中的羟基又称醇羟基(—OH),是醇的官能团。例如:

$$CH_3—CH_2—OH$$

乙醇　　　　　　　环己醇 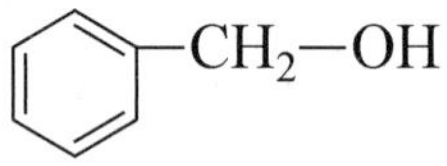　　　　　　　苯甲醇

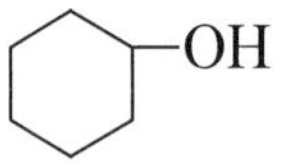

(二)醇的分类

1. 根据烃基的种类不同,醇分为脂肪醇、脂环醇和芳香醇,其中脂肪醇又分为饱和醇和不饱和醇。例如:

$$CH_3—CH_2—OH \qquad CH_2=CH—CH_2—OH$$

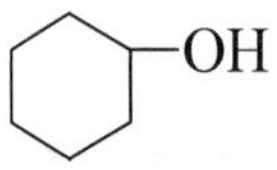

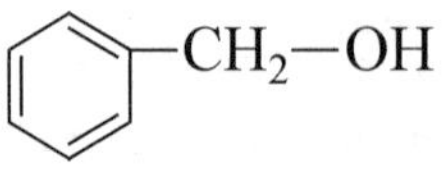

2. 根据羟基数目,分为一元醇、二元醇和多元醇。例如:

$$CH_3—OH \qquad \underset{\underset{OH \quad OH}{|\qquad|}}{CH_2—CH_2} \qquad \underset{\underset{OH \quad OH \quad OH}{|\qquad|\qquad|}}{CH_2—CH—CH_2}$$

3. 根据羟基连接的碳原子,分为伯醇、仲醇和叔醇。例如:

$$CH_3—CH_2—OH \qquad \underset{CH_3—CH—OH}{\overset{CH_3}{|}} \qquad H_3C—\underset{\underset{CH_3}{|}}{\overset{\overset{CH_3}{|}}{C}}—OH$$

(三) 醇的命名

一元醇命名时可根据羟基所连接烃基的名称来命名,在烃基的后面加上"醇"即可,"基"字可以省略。例如:

$$CH_3—OH \qquad CH_3—CH_2—OH \qquad$$ 苯—CH_2—OH

甲醇 　　　　　　 乙醇 　　　　　　 苯甲醇(苄醇)

二元醇和多元醇的命名要标出羟基的个数。例如:

$$\underset{\underset{OH \quad OH}{|\qquad|}}{CH_2—CH_2} \qquad \underset{\underset{OH \quad OH \quad OH}{|\qquad|\qquad|}}{CH_2—CH—CH_2}$$

乙二醇 　　　　　　　　 丙三醇

醇还可根据其来源、性状采用俗名。例如:甲醇是从木材的干馏中得到的,俗称为木醇,又称木精,乙醇俗称酒精,苯甲醇俗称安息香醇,丙三醇俗称甘油等。

(四) 醇的性质

直链饱和一元醇可表示为 R—OH,含 1~3 个碳原子的低级醇,为无色有酒味的透明液体,能与水以任意比例混溶;含 4~11 个碳原子的中级醇,为有难闻气味的油状液体,12 个碳原子以上的高级醇,为无色、无味的蜡状固体,随着相对分子质量的增大在水中的溶解度随之减小。

醇类的化学性质与乙醇相似,都能与活泼金属反应,生成醇钠和氢气;能发生氧化反应;在浓硫酸作用下,能发生脱水反应等。

课堂互动

下列物质不属于醇的是

A. 环己基—OH

B. 苯—CH_2—OH

C. 环戊基—OH

D. 苯环(2-CH_3, OH)

E. 环己基(OH, CH_3)

三、常见的醇

1. **甲醇**（CH_3OH）　甲醇是最简单的饱和一元醇，又称木醇，是无色透明有酒味的液体，沸点为 64.5℃，能溶于水，易燃，有很强的神经系统毒性，当甲醇被误服 10mL 以上即可失明，30mL 可导致死亡。甲醇可作溶剂，是重要的化工原料，用于制备甲醛、氯仿等。

2. **丙三醇** $\left(\begin{array}{ccc} CH_2 & CH & CH_2 \\ | & | & | \\ OH & OH & OH \end{array}\right)$　丙三醇又称甘油，是一种无色、略带甜味的黏稠液体，沸点为 290℃，能与水以任意比例混溶。甘油有润肤作用，但由于它本身吸湿性很强，对皮肤有刺激作用，故使用时需用水按 1∶3 适量稀释。临床上常用甘油栓或 0.50 甘油溶液灌肠，治疗便秘。丙三醇能与新配制的氢氧化铜反应，生成深蓝色的甘油铜溶液。利用此性质可鉴别含有 2 个以上相邻羟基结构的有机化合物。

3. **苯甲醇** 　苯甲醇又名苄醇，是最简单的芳香醇，为无色液体，具有芳香气味，微溶于水，易溶于有机溶剂。苯甲醇具有微弱的麻醉作用，既能镇痛又能防腐。含有苯甲醇的注射用水称为"无痛水"，曾在医疗上作为青霉素稀释液，用于减轻注射该药时的疼痛，现因其副作用已经被禁止使用。10% 的苯甲醇软膏或洗剂为局部止痒剂。

课堂互动

甘露醇为一种己六醇，海带等大型褐藻是提制甘露醇的主要原料。临床上用其 200g/L 的溶液缓解水肿、颅内压增高。肌醇又名环己六醇，能促进蛋白质和脂肪的代谢，降低血脂，常用于治疗脂肪肝，改善肝功能。甘露醇和肌醇的结构简式为：

$$H-\overset{\overset{\displaystyle OH}{|}}{\underset{\underset{\displaystyle H}{|}}{C}}-\overset{\overset{\displaystyle OH}{|}}{\underset{\underset{\displaystyle H}{|}}{C}}-\overset{\overset{\displaystyle OH}{|}}{\underset{\underset{\displaystyle H}{|}}{C}}-\overset{\overset{\displaystyle OH}{|}}{\underset{\underset{\displaystyle H}{|}}{C}}-\overset{\overset{\displaystyle OH}{|}}{\underset{\underset{\displaystyle H}{|}}{C}}-\overset{\overset{\displaystyle OH}{|}}{\underset{\underset{\displaystyle H}{|}}{C}}-H$$

1. 请指出甘露醇和肌醇结构式中的羟基，说明属于哪种醇；根据结构判断，这两种醇能否溶于水。

2. 结合渗透压理论，解释临床上为什么用 200g/L 的甘露醇治疗水肿、颅内压增高。

第二节 酚

一、苯 酚

（一）苯酚的结构

苯酚是典型的酚类化合物,从结构看,苯酚可看作是苯环上的 1 个氢原子被羟基（—OH）取代的产物,羟基是苯酚的官能团。苯酚的结构模型和结构式见图 6-2。

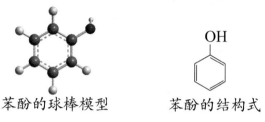

苯酚的球棒模型　　　苯酚的结构式

图 6-2　苯酚的结构

（二）苯酚的性质

苯酚(C_6H_5OH),俗称石炭酸,为具有特殊气味的无色针状结晶,熔点为 43℃,常温下微溶于水,但当温度高于 65℃时,能与水以任意比例混溶。苯酚可溶于乙醇、乙醚、苯等有机溶剂。

由于酚和醇都含有羟基,它们的性质有某些相似之处,但酚羟基与醇羟基所连接的烃基不同,因此它们的化学性质又有明显的差别。酚羟基比醇羟基更活泼。

1. 弱酸性　苯酚具有极弱的酸性,能与 NaOH 发生酸碱中和反应,但不能使指示剂变色。例如:

$$\bigcirc\!\!\!-OH + NaOH \longrightarrow \bigcirc\!\!\!-ONa + H_2O$$
苯酚钠

在常温下向苯酚的混浊液中加入 NaOH,溶液很快变澄清,反应生成易溶于水的苯酚钠。

2. 与三氯化铁的显色反应　在盛有饱和苯酚溶液的试管中,滴加三氯化铁溶液,溶液立即显紫色。利用此反应可把苯酚与其他化合物区别开来。

3. 苯环上的取代反应　在盛有饱和苯酚溶液的试管中,逐滴加入饱和溴水,溶液立即产生白色沉淀,其反应式为:

2,4,6-三溴苯酚(白色)

此反应非常灵敏,可用于苯酚的鉴别和定量测定。

苯酚能使蛋白质变性,故有杀菌作用,在医药上常用作消毒剂和防腐剂。3%~5%的苯酚水溶液用于外科器械的消毒,5%的溶液还可用作生物制剂的防腐剂,1%的苯酚水溶液可用于皮肤止痒。但苯酚有毒,对皮肤有刺激性和腐蚀性,当不小心把苯酚沾到皮肤上时,可以用消毒酒精洗去。

苯酚易被空气氧化而变为粉红色甚至红褐色,故应盛放在棕色瓶中避光密闭保存。苯酚是重要的化工原料,用于制造塑料、染料、药物等。

 课堂互动

1. 能与溴水反应产生白色沉淀的是
   A. 乙醇　　　　B. 乙烯　　　　C. 苯酚
   D. 苯　　　　　E. 苯甲醇

2. 通过反应 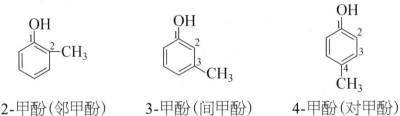,试比较碳酸与苯酚的酸性强弱。

二、酚

(一)酚的结构

酚可看作苯环上氢原子被羟基取代后生成的化合物,酚中的羟基又称为酚羟基(—OH),是酚的官能团,一元酚可表示为 Ar—OH。

(二)酚的分类和命名

酚根据羟基的数目,可分为一元酚、二元酚和多元酚。

一元酚的命名是以"酚"为母体,从苯环上连有酚羟基的碳原子开始编号,也可以用邻、间、对表示取代基与酚羟基间的位置,烃基作为取代基,命名为"某酚"。例如:

2-甲酚(邻甲酚)　　　3-甲酚(间甲酚)　　　4-甲酚(对甲酚)

二元酚命名"某二酚",两个酚羟基间的位置用阿拉伯数字或邻、间、对表示。例如:

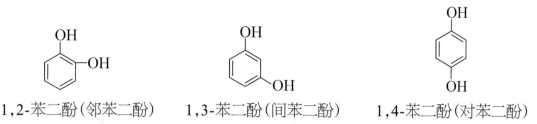

1,2-苯二酚(邻苯二酚)　　1,3-苯二酚(间苯二酚)　　1,4-苯二酚(对苯二酚)

三元酚命名"某三酚",酚羟基的位置用阿拉伯数字或连、偏、均表示。例如:

1,2,3-苯三酚(连苯三酚)　　1,2,4-苯三酚(偏苯三酚)　　1,3,5-苯三酚(均苯三酚)

(三)酚的性质

酚的性质与苯酚相似,显弱酸性,遇 $FeCl_3$ 能发生显色反应,可用于不同酚的鉴别。酚类很容易被氧化,故保存酚及含有酚羟基的药物时,应尽量避免与空气接触,必要时需加抗氧化剂。

三、常见的酚

1. 甲酚　甲酚有邻、间、对三种同分异构体,来源于煤焦油,故又名煤酚。煤酚的杀菌能力比苯酚强,难溶于水,但能溶于肥皂溶液,故常配制成 50% 的肥皂溶液,称为煤酚皂溶液,俗称"来苏尔",用于器械和环境消毒。

2. 苯二酚　苯二酚有邻、间、对三种同分异构体,均为无色晶体,遇 $FeCl_3$ 能发生不同的显色反应,邻苯二酚、对苯二酚显绿色,间苯二酚显紫色,因此可利用此反应鉴别不同的酚。

 课堂互动

肾上腺素是非甾体激素类药,主要用于过敏性休克(如青霉素药物过敏的抢救)、支气管哮喘及心搏骤停的抢救,其结构简式为:

$$HO-\overset{HO}{\underset{}{\bigcirc}}-\overset{OH}{\underset{|}{CH}}-CH_2-NH-CH_3$$

观察结构,说明它属于哪种酚的衍生物,遇 $FeCl_3$ 能否发生显色反应。

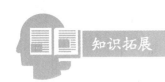

醚

两个烃基通过一个氧原子连接形成的化合物称为醚。其结构通式为(Ar)R—O—R'(Ar)',其中的—O—称为醚基,是醚的官能团。例如:

$$CH_3-CH_2-O-CH_2-CH_3 \qquad H_3C-O-CH_2CH_3$$

乙醚   甲乙醚

乙醚($CH_3CH_2OCH_2CH_3$)是最早应用于临床的全身吸入性麻醉剂,也是工业上常用的有机溶剂。乙醚是具有特殊气味的无色透明液体,沸点为34.5℃,难溶于水,易溶于乙醇和氯仿中。因其沸点低,极易挥发和着火。

乙醚性质比较稳定,但当它与空气长期接触时可被氧化生成过氧化乙醚。人体吸入少量的过氧化乙醚对呼吸道有刺激作用,吸入多量时能引起肺炎和肺水肿,另外还可以引起恶心、呕吐等。目前,作为麻醉剂的乙醚已逐渐被性质更稳定、效果更好的安氟醚和异氟醚所替代。

第三节 醛 和 酮

一、乙醛和丙酮

(一)乙醛和丙酮的结构

乙醛和丙酮是典型的醛、酮类化合物。其分子结构中都含有羰基$\left(\begin{smallmatrix} O \\ \parallel \\ -C- \end{smallmatrix}\right)$,羰基上连接氢$\left(\begin{smallmatrix} O \\ \parallel \\ -C-H \end{smallmatrix}\right)$,形成醛基,是乙醛的官能团;羰基在碳链中间的碳原子上,则称为酮基$\left(\begin{smallmatrix} O \\ \parallel \\ -C- \end{smallmatrix}\right)$,是丙酮的官能团。乙醛和丙酮的结构模型和结构式见图6-3。

(二)乙醛和丙酮的性质

乙醛是无色有刺激性气味的液体,沸点为20.8℃,易挥发,能溶于水、乙醇、乙醚等溶剂中。

丙酮是无色有特殊气味的液体,沸点为56.5℃,易挥发,易燃,能与水、乙醇、乙醚和氯仿等混溶,还能溶解多种有机物,是一种重要的有机溶剂。

乙醛和丙酮的分子中都含有羰基,但羰基的位置不同,导致它们的性质有相似性和差

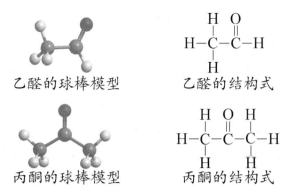

乙醛的球棒模型 乙醛的结构式

丙酮的球棒模型 丙酮的结构式

图 6-3 乙醛和丙酮的结构

异性。一般情况下,醛比酮活泼。

1. 还原反应 乙醛和丙酮在 Ni 作催化剂的作用下,都能与 H_2 发生加氢的还原反应,生成醇,这是乙醛和丙酮相似的性质。

$$CH_3-\overset{O}{\overset{\|}{C}}-H + H_2 \xrightarrow{\text{Ni}} CH_3-CH_2-OH$$
$$\text{乙醇}$$

$$CH_3-\overset{O}{\overset{\|}{C}}-CH_3 + H_2 \xrightarrow{\text{Ni}} CH_3-\overset{OH}{\overset{\|}{C}H}-CH_3$$
$$\text{2-丙醇}$$

2. 氧化反应 乙醛和丙酮都能被强的氧化剂(如酸性高锰酸钾溶液等)氧化。乙醛由于其羰基上连有氢原子,比较活泼,也可被弱的氧化剂(如托伦试剂和斐林试剂等)氧化,生成乙酸,而丙酮不易被弱氧化剂氧化。

(1) 与托伦试剂的反应:取 1 支洁净的试管,加入 2mL 0.1mol/L 的 $AgNO_3$ 溶液,逐滴加入浓氨水,边滴边振荡,直至生成的沉淀物恰好溶解为止,得到的澄清溶液即为托伦试剂。

托伦试剂与乙醛水浴共热,把乙醛氧化成乙酸,而它本身被还原成金属银附着在试管内壁,形成光亮的银镜。丙酮不能发生此反应,用此反应可以鉴别乙醛与丙酮。

$$CH_3-\overset{O}{\overset{\|}{C}}-H + 2[Ag(NH_3)_2]OH \xrightarrow{\triangle} CH_3-\overset{O}{\overset{\|}{C}}-ONH_4 + 2Ag\downarrow + 3NH_3\uparrow + H_2O$$

(2) 与斐林试剂的反应:斐林试剂是由硫酸铜(斐林甲)和酒石酸钾钠的氢氧化钠溶液(斐林乙)两种溶液组成。使用时将两种溶液等体积混合,形成深蓝色透明溶液即斐林试剂。主要成分是可溶性的 $Cu(OH)_2$ 配合物。

斐林试剂与乙醛水浴共热,乙醛被氧化成乙酸,而 $Cu(OH)_2$ 被还原为 Cu_2O 砖红色沉淀,丙酮不能发生此反应,用此反应也可以鉴别乙醛与丙酮。

$$CH_3-\overset{O}{\overset{\|}{C}}-H + 2Cu(OH)_2 \xrightarrow{\triangle} CH_3-\overset{O}{\overset{\|}{C}}-OH + Cu_2O\downarrow + 2H_2O$$

3. 与希夫试剂的反应 希夫试剂是把二氧化硫通入红色的品红水溶液中,至红色刚好消失,所得的无色溶液,又称为品红亚硫酸试剂。

乙醛与希夫试剂作用显紫红色,丙酮则不反应,这是鉴别乙醛和丙酮最简便的方法。

4. 丙酮的显色反应 丙酮是人体内脂类代谢的中间产物。正常人血液中丙酮的含量很低,但人体代谢出现紊乱时(如糖尿病患者),体内丙酮含量增加,并随呼吸或尿液排出。临床上检查糖尿病患者尿液中的丙酮时,可用亚硝酰铁氰化钠($Na_2[Fe(CN)_5NO]$)的 NaOH 溶液,若有丙酮则尿液呈现鲜红色。

 课堂互动

你能用几种方法区别乙醛和丙酮?

二、醛 和 酮

(一)醛、酮的结构

醛和酮的结构中都含有羰基$\left(\begin{matrix}O\\\|\\-C-\end{matrix}\right)$,是羰基化合物。当羰基分别与一个烃基和一个氢原子相连形成的化合物称为醛(甲醛是羰基与两个氢原子相连)。羰基与两个烃基相连形成的化合物称为酮。可表示为:

$$醛:(H)R\overset{\displaystyle O}{\overset{\|}{-C}}-H \qquad\qquad 酮:R\overset{\displaystyle O}{\overset{\|}{-C}}-R'$$

醛的官能团是**醛基**$\left(\begin{matrix}O\\\|\\-C-H\end{matrix}\right)$,简式为—CHO。酮的官能团是**酮基**$\left(\begin{matrix}O\\\|\\-C-\end{matrix}\right)$,简式为—CO—。

(二)醛、酮的分类和命名

醛、酮根据烃基的不同可分为脂肪醛、酮和芳香醛、酮;根据官能团的数目可分为一元醛、酮和多元醛、酮。简单的脂肪醛、酮的命名是根据碳原子的个数称为"某醛"或"某酮"。

例如:

$$H\overset{\displaystyle O}{\overset{\|}{-C}}-H \qquad\qquad CH_3CHO \qquad\qquad CH_3COCH_3$$
$$\quad 甲醛 \qquad\qquad\quad 乙醛 \qquad\qquad\quad 丙酮$$

芳香醛酮是以脂肪醛酮为母体,芳香烃基作为取代基命名。例如:

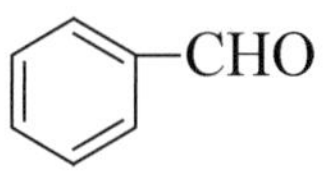

苯甲醛 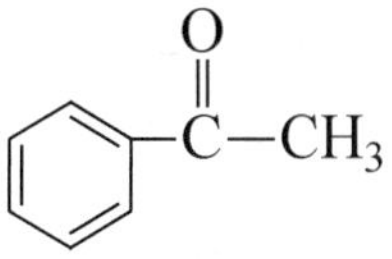 苯乙酮

（三）醛、酮的性质

常温下除甲醛是气体外，十二个碳原子以下的醛、酮都是液体，高级的醛、酮是固体。低级醛、酮在水中有一定溶解度，但大多数醛、酮微溶或不溶于水。

醛、酮的化学性质与乙醛、丙酮相似，都能与氢气发生还原反应，醛能被弱氧化剂氧化，而酮不能。

三、常见的醛

甲醛（HCHO）

甲醛常温下为无色有刺激性气味的气体，易溶于水，具有杀菌防腐作用。医药上将40%甲醛水溶液称为福尔马林，用于保存动物标本。甲醛具有毒性，经呼吸道、消化道及皮肤被人体吸收，可引起组织蛋白的凝固坏死，对中枢神经系统有抑制作用。

 课堂互动

戊二醛是一种新型消毒剂，具有广谱、高效的灭菌作用，具有对金属腐蚀性小、受有机物影响小等优点，常用于医疗器械消毒，也可配制心脏瓣膜消毒液。其结构简式为：

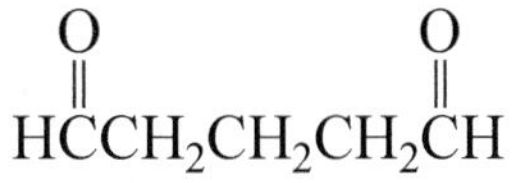

$$\underset{O}{\overset{O}{\parallel}}HCCH_2CH_2CH_2CH\underset{O}{\overset{O}{\parallel}}$$

指出戊二醛结构中的醛基，根据其结构式判断能否被托伦试剂、斐林试剂氧化，能否与希夫试剂发生显色反应。

第四节　羧　　酸

一、乙　　酸

（一）乙酸的结构

乙酸是典型的羧酸类化合物，从结构看，乙酸可看作是甲烷分子中的一个氢原子被羧

基 $\left(\begin{array}{c}\text{O}\\ \parallel\\ -\text{C}-\text{OH}\end{array}\right)$ 取代的产物,羧基是乙酸的官能团。乙酸的结构模型和结构式见图6-4。

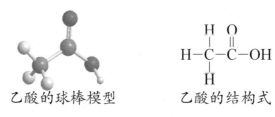

乙酸的球棒模型　　　　乙酸的结构式

图6-4　乙酸的结构

(二) 乙酸的性质

乙酸(CH_3COOH)俗称醋酸,是具有强烈刺激性气味的无色液体,熔点为16.5℃,沸点为118℃,可与水混溶,其水溶液呈弱酸性。纯醋酸在室温低于16.5℃时,凝结成冰状固体,所以又称冰醋酸。

乙酸是饱和一元羧酸的代表,其化学性质为:

1. 酸性　乙酸在水中部分电离出氢离子而显酸性,能使紫色石蕊试液变为红色。乙酸能与活泼金属、金属氧化物及碱发生反应。例如:

$$CH_3COOH + NaOH \longrightarrow CH_3COONa + H_2O$$
乙酸钠

乙酸的酸性比碳酸强,乙酸能跟碳酸盐或碳酸氢盐反应放出二氧化碳。例如:

$$2CH_3COOH + Na_2CO_3 \longrightarrow 2CH_3COONa + H_2O + CO_2\uparrow$$
乙酸钠

2. 酯化反应　在强酸(如浓硫酸)的催化作用下,羧酸和醇脱水生成酯的反应称为**酯化反应**。例如:

$$CH_3-\overset{\text{O}}{\overset{\parallel}{C}}-[\text{OH} + \text{H}]-O-CH_2CH_3 \underset{\triangle}{\overset{\text{浓}H_2SO_4}{\rightleftharpoons}} CH_3-\overset{\text{O}}{\overset{\parallel}{C}}-OCH_2CH_3 + H_2O$$
乙酸乙酯

酯化反应是可逆反应,反应速率很慢,通常在浓硫酸作用下加热进行,其逆反应为酯的水解反应。

乙酸具有杀菌作用,在医药上用作消毒剂和防腐剂。例如:0.5%~2%的乙酸溶液可用于烫伤或灼伤表面的消毒,30%的乙酸溶液可外用治疗甲癣、鸡眼和赘疣等;食醋中含醋酸3%~5%,在房间内熏蒸食醋,可有效预防流感。

 课堂互动

1. 下列有关乙酸的说法中,不正确的是

A. 冰醋酸是乙酸的水溶液　　B. 乙酸的酸性大于碳酸

C. 乙酸俗称醋酸　　D. 乙醛可氧化生成乙酸

2. 试用两种方法鉴别乙酸和苯酚。

二、羧　酸

（一）羧酸的结构、分类和命名

羧酸可以看作是烃分子中的氢原子被羧基取代后生成的化合物（甲酸除外）。羧基（—COOH）是羧酸的官能团，一元羧酸可表示为（Ar）R—COOH。

根据分子中烃基的不同，羧酸可以分为脂肪酸和芳香酸；根据羧酸分子中所含羧基数目的不同，羧酸还可以分为一元酸、二元酸和多元酸。

简单一元羧酸的命名可根据碳原子数目称为"某酸"。例如：

H—COOH　　　　CH₃COOH

甲酸　　　　　　乙酸

二元羧酸的命名，可选择含 2 个羧基在内的最长碳链为主链，从羧基开始用阿拉伯数字给碳原子编号，也可用希腊字母（α、β、γ……）从离羧基最近的碳原子开始给碳原子编号，根据主链上碳原子的数目称为"某二酸"。例如：

CH₃

HOOC—COOH　　　HOOC—CH—CH₂—COOH

乙二酸　　　2-甲基丁二酸（α-甲基-丁二酸）

芳香酸命名时，把脂肪酸作为母体，把芳环看作取代基。例如：

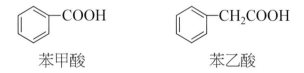

苯甲酸　　　　　　　苯乙酸

羧酸还可根据其来源、性状采用俗名。例如甲酸又称蚁酸、乙二酸俗称草酸、苯甲酸俗称安息香酸等。

（二）羧酸的性质

在饱和一元羧酸中，甲酸、乙酸、丙酸都是具有刺激性气味的液体，含 4~9 个碳原子的羧酸为腐败气味的油状液体，含 10 个碳以上的脂肪羧酸是蜡状固体；脂肪族二元羧酸和芳香羧酸是结晶性固体。低级脂肪酸易溶于水，随着相对分子质量的增大，羧酸在水中的溶解度逐渐减小。芳香羧酸的水溶性极弱。

羧酸的化学性质与乙酸相似，有酸性；在浓硫酸作用下易发生酯化反应。

三、常见的羧酸

1. **甲酸（HCOOH）** 俗称蚁酸，为无色有刺激性气味的液体，能与水以任意比例互溶。甲酸有较强腐蚀性，因此被蚂蚁或蜂类螫咬后会引起皮肤红肿。12.5g/L 甲酸水溶液称为蚁精，可用于治疗风湿症。

甲酸的结构特殊，羧基直接与氢原子相连。从结构上看，甲酸分子中既有羧基又有醛基，因而表现出与其他羧酸不同的特性。

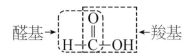

甲酸比其他饱和一元羧酸的酸性强；同时具有还原性，能与托伦试剂、斐林试剂反应，还能使酸性高锰酸钾溶液褪色。

2. **乙二酸（HOOC—COOH）** 俗称草酸，是最简单的二元羧酸，广泛存在于草本植物及藻类的细胞中。乙二酸是无色结晶，通常含有 2 分子结晶水，可溶于水和乙醇，不溶于乙醚。乙二酸在体内可影响人体对钙质的吸收，容易与钙质反应生成难溶于水的草酸钙，草酸钙是体内结石的成分之一。

3. **苯甲酸**   俗称安息香酸，为白色结晶，熔点为 121.7℃，易溶于热水、乙醇、乙醚和氯仿中。苯甲酸具有抑菌防腐作用，毒性较低。因而苯甲酸及其钠盐常用作食品、药品和日用品的防腐剂。苯甲酸在人体内经肝脏代谢，摄入过量会造成体内累积，加重肝脏负担，从而危害人体健康。医药上，苯甲酸也可用于治疗真菌感染（如疥疮、各种癣病）。

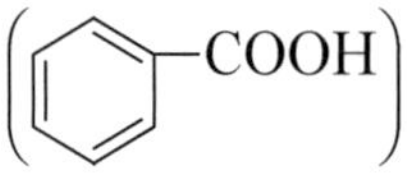

课堂互动

1. 试用两种化学方法鉴别：甲酸、乙酸、乙醛。

2. 人们科学饮食的意识日益增强，如果钙剂与菠菜、韭菜等绿叶蔬菜同食，会影响钙的吸收吗？

  知识拓展

羟基酸和酮酸

羧酸分子中烃基上的氢原子被羟基取代后生成的化合物称为羟基酸。例如：

$$CH_3\!-\!CH\!-\!COOH$$
$$\underset{OH}{\vert}$$

2-羟基丙酸（α-羟基丙酸）

（乳酸）

邻-羟基苯甲酸

（水杨酸）

分子中既含有羧基,又含酮基的化合物称为酮酸。例如:

$$CH_3\!-\!\overset{O}{\overset{\|}{C}}\!-\!COOH$$
丙酮酸

$$CH_3\!-\!\overset{O}{\overset{\|}{C}}\!-\!CH_2\!-\!COOH$$
3-丁酮酸（β-丁酮酸或乙酰乙酸）

在受热或脱羧酶的作用下,β-丁酮酸能发生脱羧反应生成丙酮。

$$CH_3\!-\!\overset{O}{\overset{\|}{C}}\!-\!CH_2\!-\!COOH \xrightarrow[\text{或脱羧酶}]{\text{加热}} CH_3\!-\!\overset{O}{\overset{\|}{C}}\!-\!CH_3 + CO_2\uparrow$$

β-丁酮酸　　　　　　　　　丙酮

在体内还原酶的作用下,β-丁酮酸可加氢还原成 β-羟基丁酸。

$$CH_3\!-\!\overset{O}{\overset{\|}{C}}\!-\!CH_2\!-\!COOH \underset{-2H}{\overset{+2H}{\rightleftharpoons}} CH_3\!-\!\underset{OH}{\overset{\vert}{CH}}\!-\!CH_2\!-\!COOH$$

β-丁酮酸　　　　　　　　　β-羟基丁酸

β-丁酮酸、β-羟基丁酸和丙酮三者合称为酮体。酮体是脂肪酸在肝脏内代谢生成的正常中间产物,正常人血液中酮体的含量很少（<0.5mmol/L）。

糖尿病患者,由于糖代谢发生障碍,脂肪代谢加速,血液和尿液中酮体含量增高。酮体呈酸性,可引起血液酸度增加发生酸中毒,严重时引起患者昏迷。临床上为了诊断患者是否患有糖尿病,除了检查尿糖外,还要检查酮体。

第五节　酯

一、乙酸乙酯

（一）乙酸乙酯的结构

乙酸乙酯$\left(CH_3\!-\!\overset{O}{\overset{\|}{C}}\!-\!OCH_2CH_3\right)$是典型的酯类化合物,是乙酰基$\left(CH_3\!-\!\overset{O}{\overset{\|}{C}}\!-\right)$和乙氧基（—OCH$_2CH_3$）结合而成的化合物,其中$\overset{O}{\overset{\|}{-C-O-}}$称为酯键（也可简写为—COO—）,是

乙酸乙酯的官能团,其结构模型和结构式见图6-5。

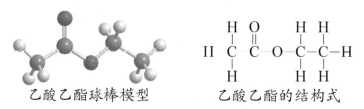

乙酸乙酯球棒模型　　　　　乙酸乙酯的结构式

图 6-5　乙酸乙酯的结构

(二)乙酸乙酯的性质

乙酸乙酯是无色有苹果香味的透明液体,易挥发。熔点为−83.6℃,沸点为77.2℃,比水轻,难溶于水,是良好的有机溶剂。

乙酸乙酯在催化剂(酸、碱或酶)作用下水解生成乙酸和乙醇,乙酸乙酯的水解反应是酯化反应的逆反应。反应式为:

$$CH_3-\overset{O}{\overset{\|}{C}}-O-CH_2CH_3 + H_2O \underset{酯化}{\overset{水解}{\rightleftharpoons}} CH_3-\overset{O}{\overset{\|}{C}}-OH + CH_3CH_2OH$$

 课堂互动

试分析乙酸乙酯不同条件下水解反应的生成物有何区别?

二、酯

酯可以看作羧酸分子中的羟基被烃氧基取代的产物。酯分子结构中含有酯基 $\left(\overset{O}{\overset{\|}{-C-O-}}\right)$,是酯类的官能团。可表示为 $(Ar)R-\overset{O}{\overset{\|}{C}}-O-R'$。

酯的命名是根据生成酯的羧酸和醇的名称来命名,羧酸的名称在前,醇的名称在后,把"醇"改为"酯",称为"某酸某酯"。例如:

$$CH_3-\overset{O}{\overset{\|}{C}}-O-CH_3$$
乙酸甲酯

$$H-\overset{O}{\overset{\|}{C}}-O-CH_3$$
甲酸甲酯

苯甲酸甲酯

乙酸苯酯

低级酯为易挥发的无色液体,具有芬芳的气味,如乙酸甲酯有菠萝香味、乙酸异戊酯有香蕉味、乙酸辛酯有橘子味、苯甲酸甲酯有茉莉香味,它们通常可用作食品和日用品的香料;高级酯为醋状固体。酯均比水轻,难溶于水,易溶于有机溶剂。

酯的化学性质与乙酸乙酯相似,能发生水解反应。

课堂互动

解热镇痛药阿司匹林(乙酰水杨酸)的结构简式为:

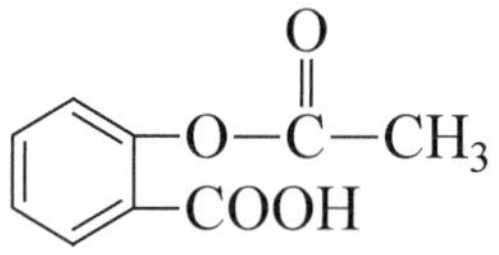

$$\text{O—}\underset{\displaystyle\underset{\text{COOH}}{}}{\text{}}\text{—C—CH}_3$$

请指出结构式中的羧基和酯基,并解释其在潮湿的空气中容易失效的原因。

知识拓展

药物中的酯

药物中的酯主要有无机酸酯和大环内酯。

亚硝酸异戊酯和三硝酸甘油酯属于无机酸酯。亚硝酸异戊酯是血管舒张药,可缓解心绞痛症状;三硝酸甘油酯(常称为硝酸甘油),也有舒张血管的作用,可作为心绞痛的急救药物。

红霉素、罗红霉素、克拉霉素、阿奇霉素等属于大环内酯类抗生素,它们的结构中含有内酯环。在临床上可作为青霉素过敏患者的代用药,可用于治疗军团菌感染、百日咳、支原体感染、衣原体感染等。

第六节　含氮衍生物

含氮衍生物是指组成中含有氮元素的有机化合物,主要包括胺、酰胺、氨基酸等。这类化合物具有重要的生理活性,与生命活动和医药关系密切。如生命的物质基础蛋白质,遗传的物质基础核酸都是含氮化合物。临床药物中的乙酰苯胺类解热镇痛药、巴比妥类镇静催眠药、磺胺类抑菌药等也是含氮化合物。

一、胺

（一）苯胺

1. 苯胺的结构　苯胺是典型的胺类化合物,从结构看,苯胺可看作是苯环上的一个氢原子被氨基(—NH_2)取代的产物,氨基(—NH_2)是苯胺的官能团。苯胺的结构模型和结构式见图 6-6。

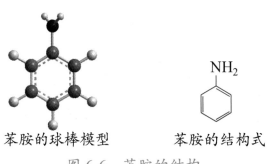

苯胺的球棒模型　　　　苯胺的结构式

图 6-6　苯胺的结构

2. 苯胺的性质　苯胺是最简单的芳香胺,为无色油状液体,具有特殊气味,沸点为184.5℃,微溶于水,易溶于有机溶剂。苯胺有剧毒,能使中枢神经受到抑制,表现为头晕、皮肤苍白和四肢无力等中毒症状。

(1) 苯胺与溴水的反应:苯胺与溴水的反应非常迅速,生成 2,4,6-三溴苯胺的白色沉淀,可用于鉴别苯胺。

$$\text{苯胺} + 3Br_2 \longrightarrow \text{2,4,6-三溴苯胺} \downarrow + 3HBr$$

2,4,6-三溴苯胺

(2) 碱性:苯胺能和强酸作用生成稳定的盐。反应式为:

$$\text{苯胺} + HCl \longrightarrow \text{氯化苯胺(NH}_3^+Cl^-\text{) (或 盐酸苯胺 NH}_2·HCl)$$

　　　　　　　　　氯化苯胺　　　　　盐酸苯胺

苯胺与酸结合成盐可以改善其水溶性。在药物制备中常利用有机化合物的成盐反应,增强药物的水溶性。

（二）胺

1. 胺的结构　**胺可看作是氨气(NH_3)分子中的氢原子被烃基取代后生成的化合物。** 其结构通式如下:

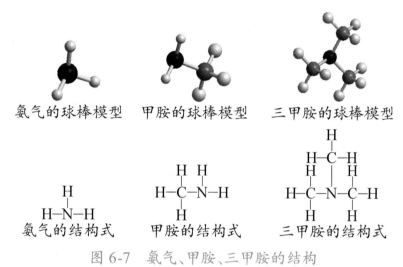

伯胺   仲胺   叔胺

胺的官能团分别为氨基（—NH_2）、亚氨基（—NH—）、次氨基$\left(\begin{array}{c}|\\-N-\\|\end{array}\right)$。

如 NH_3 分子中的氢原子被甲基取代后得到的甲胺、三甲胺的结构模型和结构式见图 6-7。

氨气的球棒模型   甲胺的球棒模型   三甲胺的球棒模型

氨气的结构式   甲胺的结构式   三甲胺的结构式

图 6-7　氨气、甲胺、三甲胺的结构

2. 胺的分类和命名　胺根据氨气分子中氢原子被烃基取代的数目不同,分为伯胺、仲胺、叔胺三类。根据烃基的种类不同,分为脂肪胺和芳香胺两类。

伯胺的命名根据氮原子上所连烃基的名称,称为"某胺"。例如:

$CH_3—NH_2$ $CH_3CH_2—NH_2$ $—NH_2$
甲胺   乙胺   苯胺

仲胺、叔胺的命名,当氮原子上所连烃基相同时,用数字"二、三"表示烃基的数目;若烃基不同时,则按烃基由小到大的顺序写出。例如:

$CH_3—NH—CH_3$ $CH_3—NH—CH_2CH_3$ $CH_3—\overset{\displaystyle CH_3}{\overset{|}{N}}—CH_2CH_3$
二甲胺   甲乙胺   二甲乙胺

3. 胺的性质　低级脂肪胺如甲胺、二甲胺、三甲胺和乙胺在常温下是气体,其他六个以下碳原子的低级胺为液体,高级脂肪胺为固体。低级胺有令人不愉快的气味,易溶于水,随着相对分子质量的增大,溶解度减小。芳香胺是无色液体或固体,一般难溶于水,有毒,与皮肤接触或吸入都能引起严重中毒,使用时应予注意。

胺显碱性,与苯胺化学性质相似,易与酸发生反应生成盐。

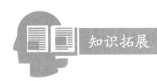

季 铵

铵根离子（NH_4^+）中氮原子上的 4 个氢全部被烃基取代称为季铵根离子。季铵根离子与酸根离子结合为季铵盐，季铵根离子与氢氧根离子结合为季铵碱。结构通式如下：

$$\left[\begin{array}{c} R \\ | \\ R-N-R \\ | \\ R \end{array}\right]^+ X^- \qquad \left[\begin{array}{c} R \\ | \\ R-N-R \\ | \\ R \end{array}\right]^+ OH^-$$

季铵盐　　　　　　　　　季铵碱

季铵的命名与无机盐、无机碱相似，"铵"之前加上烃基的名称。例如：

$$\left[(CH_3)_4N\right]^+ Br^- \qquad \left[(CH_3)_4N\right]^+ OH^-$$

溴化四甲铵　　　　　　氢氧化四甲铵

季铵碱是强碱，碱性与氢氧化钠相近。人体胆汁中的胆碱为季铵碱。

临床上常用的新洁尔灭（溴化二甲基十二烷基苄基铵），为季铵盐，有较强的去污能力，还可用于皮肤、黏膜、创面、手术器械和术前等的消毒。其结构简式如下：

$$\left[\langle\!\!\!\bigcirc\!\!\!\rangle\text{—}H_2C-\overset{\overset{\displaystyle CH_3}{|}}{\underset{\underset{\displaystyle CH_3}{|}}{N}}-C_{12}H_{25}\right]^+ Br^-$$

二、酰 胺

（一）尿素

1. 尿素的结构　尿素简称脲，是典型的酰胺类化合物，从结构上可看作是碳酸分子中的两个羟基分别被氨基（—NH_2）取代后的产物，分子中的酰胺键 $\left(\begin{array}{c} \overset{\displaystyle O}{\underset{\displaystyle \|}{}} \\ -NH-C- \end{array}\right)$ 是尿素的官能团。

$$\underset{\text{碳酸}}{HO-\overset{\overset{\displaystyle O}{\|}}{C}-OH} \qquad \underset{\text{尿素（脲）}}{NH_2-\overset{\overset{\displaystyle O}{\|}}{C}-NH_2}$$

2. 尿素的性质　纯净的尿素为白色结晶，无臭、味咸，易溶于水和乙醇。

（1）水解反应：尿素具有弱碱性，在酸、碱或尿素酶的催化下容易水解。

$$NH_2-\overset{\overset{\displaystyle O}{\|}}{C}-NH_2+H_2O \longrightarrow CO_2\uparrow+2NH_3\uparrow$$

（2）缩二脲反应：尿素加热到 150~160℃时，两个尿素分子间脱去 1 个 NH_3 分子生成缩二脲，反应式为：

$$NH_2-\overset{\overset{\displaystyle O}{\|}}{C}-NH_2 + NH_2-\overset{\overset{\displaystyle O}{\|}}{C}-NH_2 \xrightarrow{150~160℃} NH_2-\overset{\overset{\displaystyle O}{\|}}{C}-NH-\overset{\overset{\displaystyle O}{\|}}{C}-NH_2+NH_3\uparrow$$
缩二脲

缩二脲为白色晶体，难溶于水，能溶于强碱溶液。向缩二脲中加入 NaOH 溶液振荡，使缩二脲溶解，再加入少量 $CuSO_4$ 溶液，立即呈现紫红色。这个颜色反应称缩二脲反应。该反应能够鉴别分子中含有 2 个或 2 个以上酰胺键结构的化合物，如多肽和蛋白质等。

尿素是人类及其他哺乳动物体内蛋白质代谢的最终产物之一。成人每天能够排泄约 30g 尿素。尿素是一种高效氮肥，也是工业上合成塑料、药物的重要原料。在医药上尿素具有软化角质、利尿脱水等作用。

课堂互动

苯巴比妥，主要用于治疗焦虑、失眠、癫痫及运动障碍，是治疗癫痫大发作及局限性发作的重要药物，其结构简式为：

CH₃ 结构图

请指出其结构中的酰胺键，并分析此药物能否发生缩二脲反应。

（二）酰胺

酰胺可以看作是氨气（NH_3）或胺分子中 N 原子上的氢原子被酰基$\left(\overset{\overset{\displaystyle O}{\|}}{R-C-}\right)$**取代后生成的化合物。**酰胺键 $\overset{\overset{\displaystyle O}{\|}}{-C-NH-}$ 是酰胺的官能团。酰胺可表示为：

$$R-\overset{\overset{\displaystyle O}{\|}}{C}-N\overset{\displaystyle R'(H)}{\underset{\displaystyle R''(H)}{}}$$

简单酰胺的命名方法是根据相应酰基的名称，命名为"某酰胺"或"某酰某胺"。如：

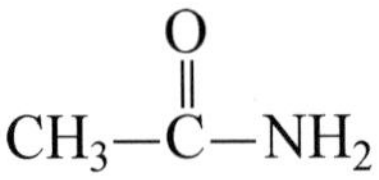

$$CH_3-\overset{\displaystyle O}{\overset{\|}{C}}-NH_2$$

乙酰胺

$$CH_3-\overset{\displaystyle O}{\overset{\|}{C}}-NH-\langle\bigcirc\rangle$$

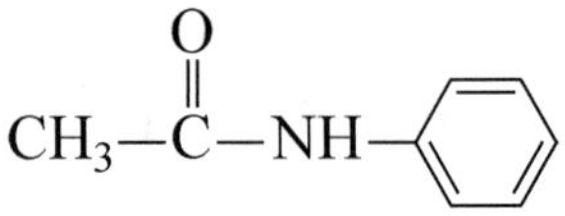

乙酰苯胺

 课堂互动

具有酰胺结构的药物有很多。如对乙酰氨基酚（又名扑热息痛）是一种解热镇痛药，其结构简式为：

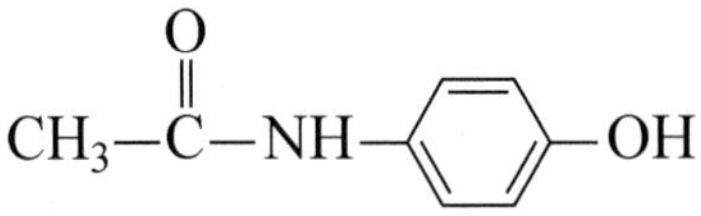

$$CH_3-\overset{\displaystyle O}{\overset{\|}{C}}-NH-\langle\bigcirc\rangle-OH$$

指出对乙酰氨基酚结构式中的官能团有哪些，试推测其水溶性和稳定性如何。

第七节 杂环化合物和生物碱

一、杂环化合物

杂环化合物是由碳原子和其他杂原子共同形成环状结构的化合物。其结构中最常见的杂原子有氮、氧和硫。人体内蛋白质中的色氨酸和组氨酸、核酸中的嘌呤碱基和嘧啶碱基等都是杂环化合物。现有的有机原料药中，具有杂环结构的约占 50%。

（一）杂环的分类和命名

根据环的数目不同，杂环可分单杂环和稠杂环。单杂环中根据环的大小不同，分为五元杂环和六元杂环。稠杂环中根据环的种类不同，分为苯稠杂环（苯环与单杂环稠合）和稠杂环（两个或两个以上单杂环稠合）。常见的基本杂环见表 6-1。

表 6-1 常见基本杂环的结构与名称

杂环的分类	基本杂环的结构与名称				
五元杂环	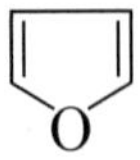 呋喃	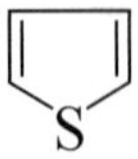 噻吩	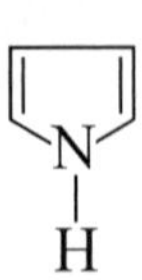 吡咯	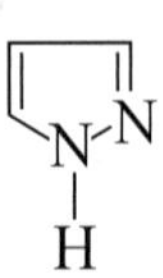 吡唑	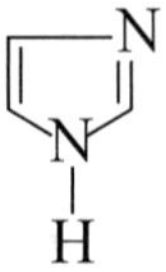 咪唑
六元杂环	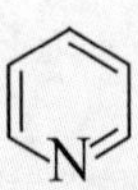 吡啶	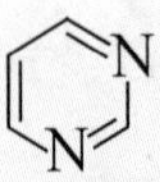 嘧啶			

杂环的分类	基本杂环的结构与名称
苯稠杂环	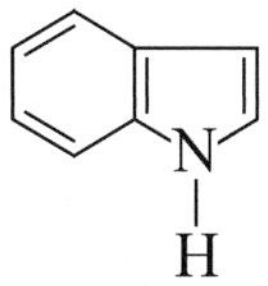 吲哚 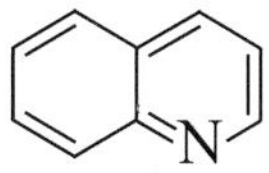　　　　喹啉
稠杂环	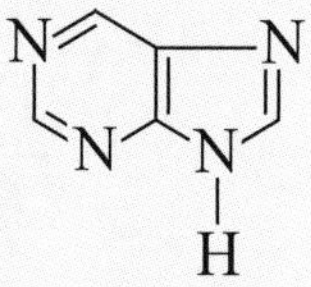 嘌呤

杂环化合物的命名通常用音译法,即按杂环化合物的英文单词读音翻译成带"口"字旁的同音汉字。例如呋喃是 furan 的译音,吡啶是 pyridine 的译音,嘌呤是 purine 的译音等。

(二)常见的杂环化合物

人体组织中以及许多药物中都存在具有杂环结构的化合物,他们对维持人体生命活动及健康起到了重要的作用。

1. 色氨酸

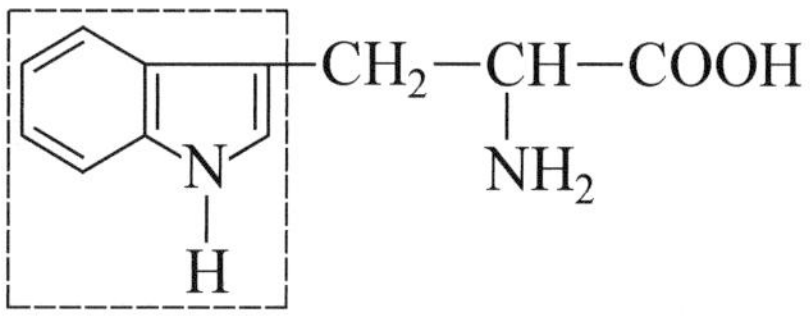

色氨酸

色氨酸是人体必需氨基酸之一,结构中含有吲哚环。色氨酸在体内可以转化为 5-羟色胺,5-羟色胺分布于神经组织、胃肠及乳腺细胞中,尤其是在脑组织中含量较高。脑中的 5-羟色胺是抑制性神经递质,与睡眠、疼痛和体温调节有关。

2. 组氨酸

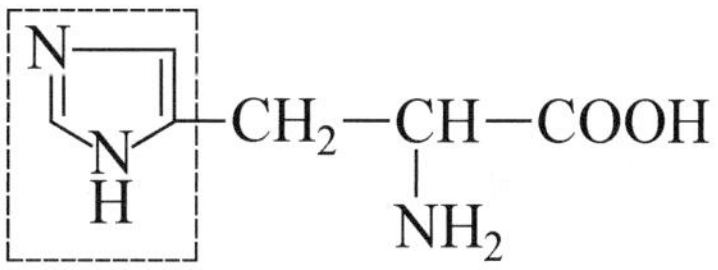

组氨酸

组氨酸是婴幼儿的必需氨基酸之一,其分子中含有咪唑环。在细菌作用下,组氨酸脱羧生成组胺。组胺广泛存在于动物的组织和血液中,是一种重要的活性化学递质。当人体内组胺含量过多时,人体易发生过敏反应。

3. 烟酸和烟酰胺

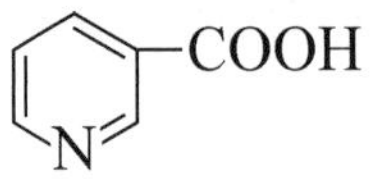

烟酸 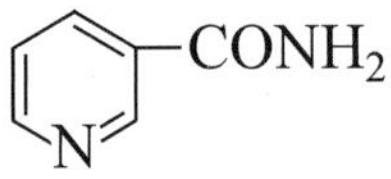   烟酰胺

烟酸和烟酰胺都是水溶性 B 族维生素, 均含吡啶环。烟酸在体内转化为烟酰胺后, 可促进消化系统健康和防治心血管疾病, 缺乏时可影响细胞的正常呼吸和代谢而发生糙皮病。大剂量的烟酸可用于治疗高脂血症。

4. 维生素 B_6

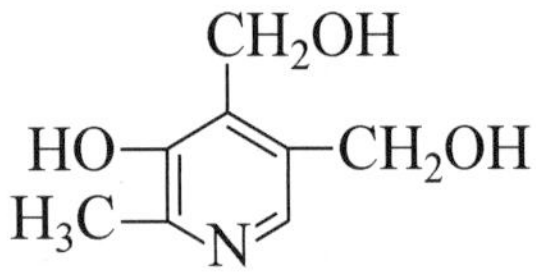

吡哆醇 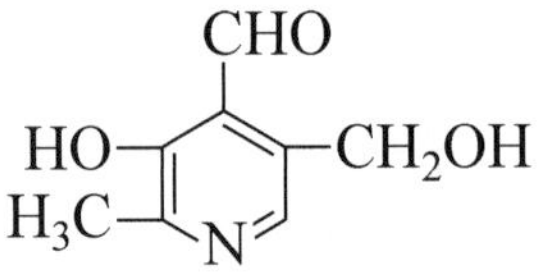   吡哆醛 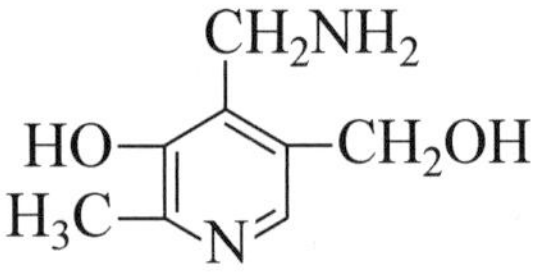   吡哆胺

维生素 B_6 是吡啶的衍生物, 包括吡哆醇、吡哆醛和吡哆胺。维生素 B_6 参与蛋白质、糖、脂肪的正常代谢。临床上常用维生素 B_6 治疗婴儿惊厥、妊娠呕吐和精神焦虑等。

药物中很多含有杂环, 如解热镇痛药吲哚美辛是吲哚的衍生物, 平喘药茶碱、氨茶碱是嘌呤的衍生物, 抗溃疡药奥美拉唑类药物的分子中含苯并咪唑环, 抗结核药异烟肼、尼克刹米分子中含吡啶环。

课堂互动

异烟肼是治疗肺结核的一线药物之一, 与烟酸的结构相似, 两者有拮抗作用, 所以长期服用异烟肼者, 应适当补充烟酸; 磺胺嘧啶是治疗流行性脑脊髓膜炎的首选药, 这两种药的结构简式分别为:

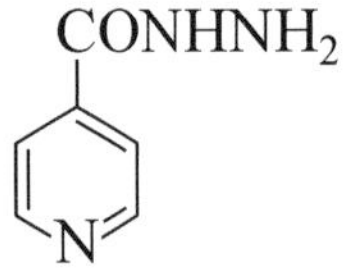

异烟肼 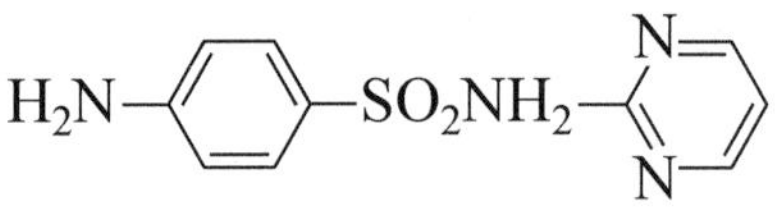   磺胺嘧啶

这两种药物中所含的基本杂环的名称分别为_____和_____。

二、生　物　碱

生物碱是一类存在于生物体内, 具有明显生理活性的含氮的碱性有机化合物。多种结构相似的生物碱, 常与有机酸结合成盐的形式存在于同一植物中。生物碱通常具有显著的生理活性,是中草药的有效成分,被广泛应用于临床,如麻黄中的麻黄碱,黄连中的小檗碱等。生物碱毒性较大,要遵医嘱适量使用。

(一)生物碱的一般性质

1. 物理性质　生物碱一般为无色或白色结晶性固体,少数为液体,味苦,难溶或不溶于水,能溶于乙醇、丙酮、苯等有机溶剂。极少数生物碱有颜色,如小檗碱和蛇根碱为黄色。

2. 化学性质

(1)碱性:生物碱分子含有氮原子,具有弱碱性,可与酸形成易溶于水和乙醇的盐。临床使用的生物碱类药物通常都制成生物碱盐。如盐酸小檗碱、磷酸可待因、硫酸阿托品等。当生物碱的盐类遇强碱可重新生成游离的生物碱,利用这一性质可以提取生物碱。

(2)沉淀反应:生物碱及其盐的水溶液能与生物碱沉淀剂反应生成沉淀。常用的生物碱沉淀剂有重金属盐、某些酸类、碘化钾的复盐等。生物碱与不同的生物碱沉淀剂反应,可产生不同颜色、不同形态的沉淀。利用沉淀反应可以初步判定生物碱的存在,也可以用于分离和提纯。

(3)颜色反应:生物碱还能与生物碱显色剂反应,呈现出不同颜色。常用的生物碱显色剂有甲醛的浓硫酸溶液、重铬酸钾的浓硫酸溶液等。例如吗啡遇甲醛的浓硫酸溶液显紫色,可待因遇甲醛的浓硫酸溶液显蓝色。颜色反应可用于鉴别生物碱。

(二)常见的生物碱

1. 麻黄碱

$$\text{\Large 〇}-\underset{\underset{\text{OH}}{|}}{\text{CH}}-\underset{\underset{\text{NHCH}_3}{|}}{\text{CH}}-\text{CH}_3$$

麻黄碱是从麻黄中提取的生物碱,也可人工合成。纯净的麻黄碱是无色晶体,味苦,易溶于水。临床上常用盐酸麻黄碱治疗支气管哮喘、过敏反应、鼻黏膜肿胀及低血压等病症。

 知识拓展

冰　　毒

冰毒是麻黄碱的脱氧衍生物,又称脱氧麻黄碱。冰毒是对社会危害极大的毒品之一。冰毒的特点是吸食一次即会上瘾,长期吸食会导致情绪低落、精神失常,损害肝、肾、心脏等,严重者甚至死亡。冰毒的结构简式为:

$$\text{\Large 〇}-\text{CH}_2-\underset{\underset{\text{NHCH}_3}{|}}{\text{CH}}-\text{CH}_3$$

毒品带给人类百害而无一利,毒品摧毁的是人的肉体和意志,"珍爱生命,远离毒品"。

2. 阿托品

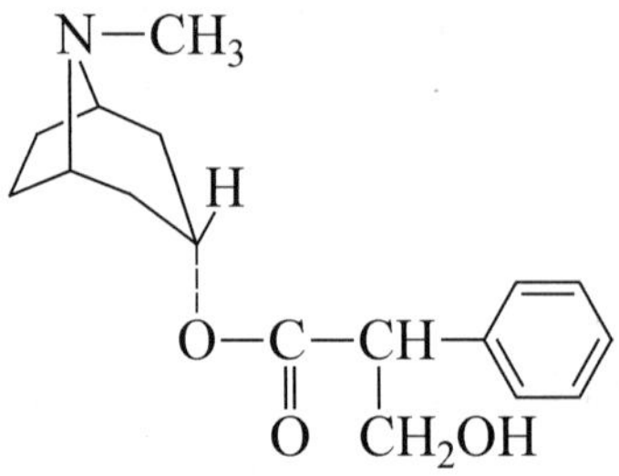

阿托品存在于颠茄、莨菪、曼陀罗等植物中,为白色晶体,味苦,难溶于水,易溶于乙醇。临床上常用硫酸阿托品来治疗各种内脏绞痛、心动过缓、有机磷酸酯类农药中毒等。

3. 吗啡和可待因

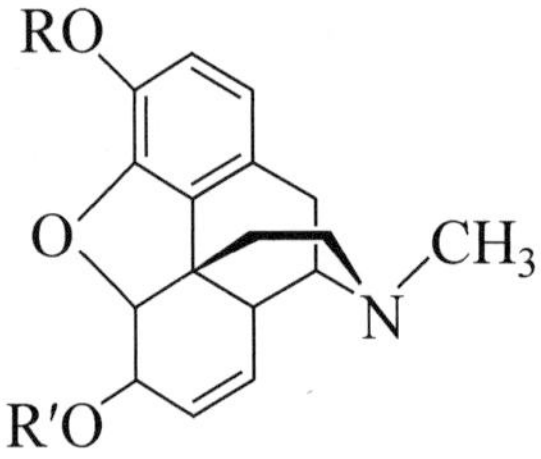

吗啡:R═H,R′═H
可待因:R═CH₃,R′═H

吗啡来自于罂粟科植物,为白色晶体,味苦,微溶于水。吗啡是鸦片中含量最多的一种生物碱,具有强效镇痛作用,是人类最早使用的一种镇痛剂。由于吗啡具有严重的成瘾性及呼吸抑制作用,所以临床上主要用于其他镇痛药无效的急性锐痛,如严重创伤和烧伤;也用于缓解癌症疼痛。可待因与吗啡的结构相似,其镇痛作用和成瘾性都比吗啡弱,临床上主要用于镇咳。

4. 小檗碱

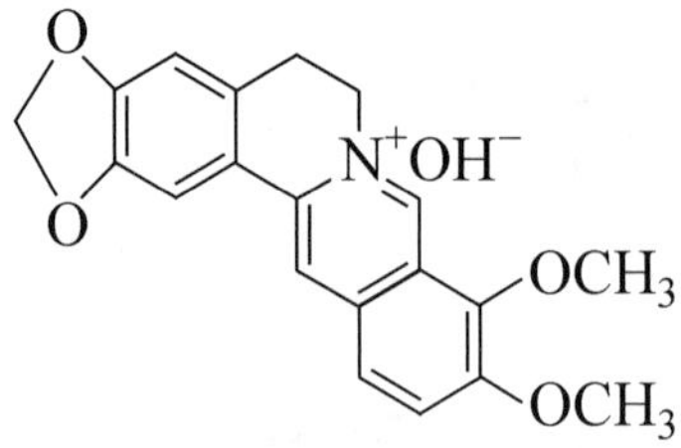

小檗碱(黄连素)是从黄连、黄柏等植物中提取的生物碱,为黄色针状晶体,味极苦。其盐酸盐能溶于热水,有明显的抗菌消炎作用,临床上常用来治疗肠道感染和细菌性痢疾等。

1. 生物碱是存在于_____,具有_____有机化合物。

2. 由于生物碱多数难溶于水,所以常利用生物碱的____性,通过与____反应形成生物碱的____,达到改善生物碱水溶性的目的。

3. 生物碱可以通过与_____试剂反应进行分离、提纯;可以通过与_____试剂进行生物碱的鉴别。

本章小结

类别	表达式	主要性质
醇	R—OH	与活泼金属反应,能发生脱水反应和氧化反应
酚	Ar—OH	不稳定,易被氧化,有弱酸性,能与 $FeCl_3$ 发生显色反应,与溴水发生取代反应
醛	$$(H)R-\overset{\overset{O}{\|\|}}{C}-H$$	醛类较活泼,易发生加成反应和氧化反应
酮	$$R-\overset{\overset{O}{\|\|}}{C}-R'$$	酮类较醛类稳定,能发生加氢反应
羧酸	(Ar)R—COOH	羧酸有酸性,能发生酯化反应
酯	$$(Ar)R-\overset{\overset{O}{\|\|}}{C}-O-R'$$	酯易发生水解反应
胺	$$(Ar)R-\overset{\overset{H}{\|}}{N}-H$$	胺显碱性,能和强酸作用生成稳定的盐
酰胺	$$R-\overset{\overset{O}{\|\|}}{C}-N\underset{R''(H)}{\overset{R'(H)}{<}}$$	酰胺类在一定条件下可水解
杂环化合物		由碳原子和其他杂原子共同形成环状结构的化合物
生物碱		生物碱大多具有弱碱性,可与酸形成盐。多能发生沉淀反应和显色反应

一、选择题

1. 醇、酚都是烃的（　　　）

   A. 同位素　　　　　　　　　B. 同分异构体　　　　　　C. 含氧衍生物

   D. 同系物　　　　　　　　　E. 同素异形体

2. 临床上作外用消毒剂的酒精浓度为（　　　）

   A. 0.25　　　　　　　　　　B. 0.25~0.50　　　　　　　C. 0.70~0.75

   D. 0.90~0.95　　　　　　　E. 0.98

3. 下列物质中不能与金属钠反应的物质是（　　　）

   A. 苯酚　　　　　　　　　　B. 乙醇　　　　　　　　　　C. 甘油

   D. 乙醚　　　　　　　　　　E. 乙酸

4. "来苏尔"常用于医疗器械和环境消毒，其主要成分是（　　　）

   A. 甘油　　　　　　　　　　B. 甲酚　　　　　　　　　　C. 肥皂

   D. 苯酚　　　　　　　　　　E. 酒精

5. 临床上把加入少量苯甲醇的注射剂称为无痛水，是因为苯甲醇具有（　　　）

   A. 防腐作用　　　　　　　　B. 消毒作用　　　　　　　　C. 氧化作用

   D. 还原作用　　　　　　　　E. 麻醉作用

6. 下面既能与溴水反应又能与三氯化铁溶液发生显色反应的是（　　　）

   A. 甲苯　　　　　　　　　　B. 苯酚　　　　　　　　　　C. 甘油

   D. 苄醇　　　　　　　　　　E. 苯胺

7. 检查糖尿病患者尿液中的丙酮常用的试剂是（　　　）

   A. 托伦试剂

   B. 斐林试剂

   C. 三氯化铁溶液

   D. 品红亚硫酸试剂

   E. 亚硝酰铁氰化钠的氢氧化钠溶液

8. 可用托伦试剂进行鉴别的是（　　　）

   A. 甲醛与乙醛　　　　　　　B. 乙醛与丙酮　　　　　　　C. 丙酮与丁酮

   D. 乙醛与苯甲醛　　　　　　E. 丙酮和乙醇

9. 既能与士伦试剂反应，又能发生酯化反应的物质是（　　　）

   A. 乙酸　　　　　　　　　　B. 乙醇　　　　　　　　　　C. 甲酸

   D. 丙酮　　　　　　　　　　E. 苯甲酸

10. 酯的水解产物是（　　　）

A. 羧酸和醛   B. 羧酸和醇   C. 羧酸和酮

D. 羧酸和醚   E. 两种羧酸

11. 人们把食品分为绿色食品、蓝色食品、白色食品等。绿色植物通过光合作用转化的食品称为绿色食品,海洋提取的食品叫蓝色食品,通过微生物发酵制得的食品叫白色食品。下面属于白色食品的是( )。

A. 食醋   B. 面粉   C. 海带

D. 菜油   E. 大米

12. 下列物质中不具有碱性的是( )

A. 氨气   B. 甲胺   C. 二甲胺

D. 苯胺   E. 苯酚

13. 下列原子团中,被称为乙酰基的是( )

A. $CH_3-\overset{\overset{\displaystyle O}{\|}}{C}-$ B. $H-\overset{\overset{\displaystyle O}{\|}}{C}-$ C. $C_2H_5-\overset{\overset{\displaystyle O}{\|}}{C}-$

D. $CH_3-\overset{\overset{\displaystyle O}{\|}}{C}-O-$ E. $CH_3-\overset{\overset{\displaystyle O}{\|}}{C}-O-CH_3$

14. 下列有机物中,不具有酰胺结构的是( )

A. $CH_2-\overset{\overset{\displaystyle O}{\|}}{C}-O-CH_3$ B. $CH_3-\overset{\overset{\displaystyle O}{\|}}{C}-NH_2$ C. $NH_2-\overset{\overset{\displaystyle O}{\|}}{C}-NH_2$

D. $CH_3-\overset{\overset{\displaystyle O}{\|}}{C}-NH-\bigcirc$ E. $C_2H_5-\overset{\overset{\displaystyle O}{\|}}{C}-NH_2$

15. 下列有机物中,能够发生缩二脲反应的是( )

A. 缩二脲   B. 尿素   C. 苯胺

D. 二甲胺   E. 苯酚

二、填空题

1. 甲醇俗称_____,具有_____气味,甲醇有_____,误饮少量可致人_____,多量则可致死。

2. 苯酚俗称_____,为_____色针状结晶,在空气中易被_____而呈_____色。苯酚能凝固蛋白质,具有_____作用,在医药上常用作_____。苯酚中加入 $FeCl_3$,溶液显_____色,用此反应可区别苯酚和其他的物质。

3. 醇在催化条件下可以被氧化,乙醇可以氧化成_____。

4. 乙醇和浓硫酸共热可发生脱水反应,加热到 140℃时,乙醇发生_____脱水,主要生成_____,加热到 170℃时,发生_____脱水,主要生成_____。

5. 50% 的甲酚肥皂溶液称为"来苏尔",临床上可用作_____。

6. 醛和酮都属于_____,醛类官能团为_____,酮类官能团为_____。

7. 在催化加氢条件下,乙醛可以加氢还原成_____,丙酮可以加氢还原生成
_____。

8. 40% 的_____水溶液俗称福尔马林,因其能使蛋白质_____,所以常用作灭菌剂及保存动物标本等。

9. 甲酸俗名为_____,分子中既有羧基又有_____,所以甲酸既有羧酸的性质,又有_____,能被氧化剂氧化。因为甲酸具有_____性,被蚊虫叮咬后皮肤会红肿。

10. 苯甲酸的俗名为_____,苯甲酸及其钠盐是目前食品和医药中常用的_____剂。

11. 在苯胺中加入少量蒸馏水,摇匀后出现_____,说明苯胺在水中的溶解度较_____(大/小),加入盐酸后,苯胺液变_____,其原因是苯胺与盐酸反应生成了_____(易/难)溶于水的_____。

12. 尿素的结构简式是_____,缩二脲的结构简式_____,尿素_____(能/不能)直接发生缩二脲反应。

13. 填写下列各类物质的官能团:

醇_____　　　酚_____　　　醚_____　　　醛_____

酮_____　　　羧酸_____　　　酯_____　　　酰胺_____

三、写出下列合化物的结构简式

1. 酒精　　　　　2. 木醇　　　　　3. 苄醇　　　　　4. 甘油

5. 石炭酸　　　　6. 甲醛　　　　　7. 乙醛　　　　　8. 丙酮

9. 醋酸　　　　　10. 甲酸　　　　　11. 苯甲酸　　　　12. 乙酸乙酯

13. 甲胺　　　　　14. 苯胺

四、完成下列反应式

1. $CH_3-CH_2-OH \xrightarrow[170℃]{浓H_2SO_4}$

2. $CH_3-CH_2-OH \xrightarrow[140℃]{浓H_2SO_4}$

3.
$+ 3Br_2 \longrightarrow$

4. $CH_3COOH + NaOH \longrightarrow$

5. $CH_3-COOH + CH_3-CH_2-OH \xrightarrow[\triangle]{浓H_2SO_4}$

五、用化学方法区别下列各组物质

1. 乙醇和甘油　　　　　　　　2. 苯和苯酚

3. 乙醛和丙酮　　　　　　　　4. 甲酸和乙酸

六、学以致用

1. 生活中有人用醋浸泡有水垢的水壶和水杯达到去污的目的,请分析是利用醋酸的什么性质,是否科学安全?

2. 有媒体介绍可以通过在室内放置茶水、盐水等去除甲醛,试分析是否科学合理?

3. 青霉素是常用抗生素类药物,临床多为注射给药。其结构简式为:

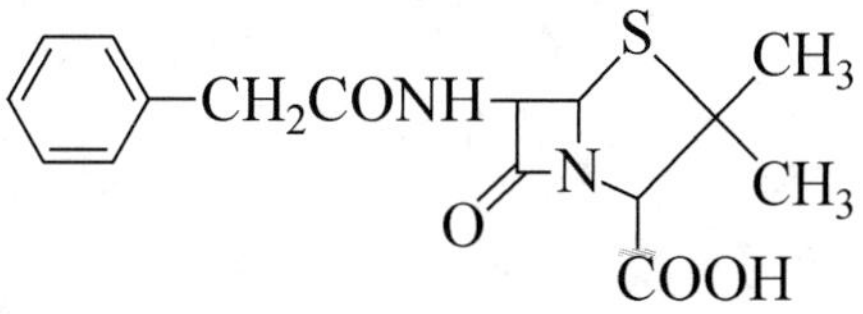

请指出青霉素中的酰胺键和羧基,并分析临床注射用药为什么使用的是青霉素钠盐或钾盐粉针剂。

（宗桂玲）

第七章 | 生命中的能量有机物

07章 数字资源

学习目标

1. 了解油脂和类脂的组成、结构和性质；糖类的概念和分类；氨基酸的结构、分类和命名；蛋白质的组成和结构。
2. 掌握葡萄糖、蛋白质的主要化学性质。
3. 熟悉常见糖类在医学上的意义；氨基酸的化学性质。

人体必需的七种营养素中，糖类、脂类和蛋白质是提供能量的三种基本营养素。其中以糖类为主，占食物总热量的 55%~65%，脂类不超过食物总热量的 30%，蛋白质占食物总热量的 10%~15%。

第一节 脂 类

结构中具有酯基的低级酯多为易挥发的无色液体，有香气；而同样以酯基为官能团的脂类则具有不完全相同的性质。脂类具有多种生理功能，根据分子结构与水解产物的不同，脂类可分为油脂和类脂。

一、油脂的组成和结构

油脂是油和脂肪的总称。 油脂广泛存在于动植物体中，是生命的物质基础。人们通常把来源于植物体，在常温下呈液态的油脂称为油，如花生油、芝麻油、蓖麻油等；把来源于动物体内，在常温下呈固态的油脂称为脂肪，如猪油、牛油、羊油等。

油脂是由甘油和高级脂肪酸生成的甘油酯，俗称甘油三酯。由于甘油分子中含有 3 个羟基，因此，它可与 3 分子的高级脂肪酸结合生成酯。其结构通式和示意图如下：

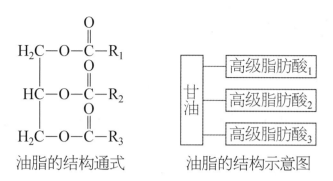

油脂的结构通式　　　　　油脂的结构示意图

其中 R_1、R_2、R_3 分别代表高级脂肪酸的烃基。在脂肪酸甘油酯的分子中,如果三个脂肪酸的烃基是相同的,这种甘油酯属于单甘油酯;三个脂肪酸的烃基是不同的,属于混甘油酯。在自然界存在的油脂中,构成甘油酯的三个脂肪酸在多数情况下是不同的。天然油脂实际上是各种混甘油酯的混合物。

在油脂分子中如含有较多的不饱和高级脂肪酸成分,这种油脂在常温下一般为液态。在油脂分子中如含有较多的饱和高级脂肪酸成分,这种油脂在常温下一般为固态(表7-1)。

表 7-1　油脂中常见的高级脂肪酸

种类	名称	结构简式
饱和脂肪酸	软脂酸(十六酸)	$C_{15}H_{31}COOH$
	硬脂酸(十八酸)	$C_{17}H_{35}COOH$
不饱和脂肪酸	油酸(9-十八碳烯酸)	$C_{17}H_{33}COOH$
	亚油酸(9,12-十八碳二烯酸)	$C_{17}H_{31}COOH$
	亚麻酸(9,12,15-十八碳三烯酸)	$C_{17}H_{29}COOH$
	花生四烯酸(5,8,11,14-二十碳四烯酸)	$C_{19}H_{31}COOH$

多数的脂肪酸在人体内都能够被合成,只有亚油酸、亚麻酸、花生四烯酸等在体内不能合成,又是营养上不可缺少的脂肪酸,必须由食物供给,称为**必需脂肪酸**。如花生四烯酸是合成体内重要活性物质前列腺素的原料,人体必须从食物中摄取。

二、油脂的性质

油脂一般难溶于水,易溶于乙醚、氯仿、四氯化碳和石油醚等亲脂性的有机溶剂中。油脂的密度一般都在 $0.90\sim0.95g/cm^3$,比水轻。纯净的油脂是无色、无臭、无味的。但一般油脂(尤其是植物油脂)中由于溶有维生素和色素等物质,所以有颜色。由于天然油脂是混合物,所以没有固定的熔点和沸点。

1. 水解反应　油脂在酸、碱或酶等催化作用下,可以发生水解反应。一分子油脂完全水解后可生成一分子甘油和三分子高级脂肪酸。反应式如下：

$$
\begin{array}{c}
\text{CH}_2\text{—O—C—R}_1 \\
| \quad \parallel \\
\quad \quad \text{O} \\
\text{CH—O—C—R}_2 + 3\text{H}_2\text{O} \xrightarrow{\text{酸或酶}} \\
| \quad \parallel \\
\quad \quad \text{O} \\
\text{CH}_2\text{—O—C—R}_3 \\
\quad \parallel \\
\quad \text{O}
\end{array}
\quad
\begin{array}{c}
\text{CH}_2\text{—OH} \\
| \\
\text{CH—OH} + \text{R}_1\text{COOH} + \text{R}_2\text{COOH} + \text{R}_3\text{COOH} \\
| \\
\text{CH}_2\text{—OH}
\end{array}
$$

油脂　　　　　　　　　　　　　　甘油　　　　　　　　高级脂肪酸

油脂不完全水解时可生成高级脂肪酸、甘油一酯和甘油二酯等。人体能够吸收利用油脂完全水解和不完全水解的产物。

油脂在碱性（NaOH 或 KOH）溶液中水解时，生成甘油和高级脂肪酸盐。这些高级脂肪酸盐通常称作肥皂，所以**油脂在碱性溶液中的水解反应又称为皂化反应。**

$$
\begin{array}{c}
\text{CH}_2\text{—O—C—C}_{17}\text{H}_{35} \\
| \quad \parallel \\
\quad \quad \text{O} \\
\text{CH—O—C—C}_{17}\text{H}_{35} + 3\text{NaOH} \xrightarrow{\triangle} \\
| \quad \parallel \\
\quad \quad \text{O} \\
\text{CH}_2\text{—O—C—C}_{17}\text{H}_{35} \\
\quad \parallel \\
\quad \text{O}
\end{array}
\quad
\begin{array}{c}
\text{CH}_2\text{—OH} \\
| \\
\text{CH—OH} + 3\text{C}_{17}\text{H}_{35}\text{COONa} \\
| \\
\text{CH}_2\text{—OH}
\end{array}
$$

硬脂酸甘油酯　　　　　　　　　　甘油　　　　硬脂酸

由高级脂肪酸钠盐组成的肥皂，称为钠肥皂，这是常用的普通肥皂。由高级脂肪酸钾盐组成的肥皂，称为钾肥皂，它就是医药上常用的软皂。由于软皂对人体皮肤、黏膜刺激性小，医药上常用作灌肠剂和乳化剂。

2. 油脂的加成反应

（1）加氢：在含不饱和脂肪酸的油脂中，因其含有碳碳双键，故能在一定条件下与氢气发生加成反应。

这样，液体油脂通过加氢，可以变成固体脂肪的过程，称为油脂的氢化，也称为油脂的硬化。由加氢而得到的固体油脂，称为硬化油。硬化油性质稳定，不易变质，便于贮藏和运输，可用于制造甘油、脂肪酸、人造黄油等。

（2）加碘：利用油脂与碘的加成，可判断油脂的不饱和程度。工业上把 100g 油脂所能吸收的碘的质量（以 g 计）称为碘值。碘值越大，表示油脂的不饱和程度越大；反之，表示油脂的不饱和程度小。

常见油脂中脂肪酸的含量（%）和碘值

名称	软脂酸	硬脂酸	油酸	亚油酸	碘值
牛油	24~32	14~32	35~48	2~4	30~48
猪油	28~30	12~18	41~48	3~8	46~66
花生油	6~9	2~6	50~57	13~26	83~93
大豆油	6~10	2~4	21~29	50~59	127~138
棉籽油	19~24	1~2	23~32	40~48	103~115

3. 油脂的酸败　油脂在空气中长期放置，逐渐发生变质，会产生难闻的气味，这种现象称为油脂的酸败。酸败是一系列复杂的化学变化过程，其实质是油脂受空气中的氧、水分和微生物(酶)的作用，被氧化、水解生成了有不愉快气味的小分子醛、酮和羧酸等化合物。酸败的油脂有毒性和刺激性，不宜食用。为防止油脂的酸败，油脂应贮存于密闭的容器中，放置在阴凉处，也可添加少量适当的抗氧化剂(如维生素 E 等)。

油脂是人类重要的营养物质之一。油脂在人体内氧化时能够产生大量热量，1g 油脂在人体内完全氧化可产生 3.891×10^4 J 的热量。油脂帮助维持正常体温、防寒和保护内脏器官不受损害。油脂还是脂溶性维生素 A、维生素 D、维生素 E、维生素 K 等的良好溶剂，可促进机体对脂溶性维生素的吸收。

类　脂

类脂是存在于生物体内，性质类似于油脂的有机化合物。在生物生命活动中起着重要作用的类脂主要是磷脂和固醇(甾醇)。

（一）磷脂

磷脂广泛分布于人和动物的脑、神经组织中，存在于绝大多数细胞膜中。植物的种子、胚芽及蛋黄中都富含磷脂，其结构通式及示意图为：

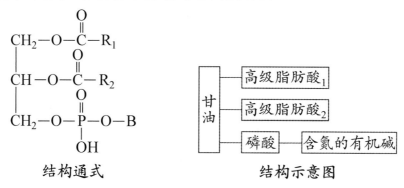

结构通式　　　　　结构示意图

常见的磷脂有卵磷脂和脑磷脂,其结构中的含氮有机碱不同,分别是胆碱和胆胺。二者均不稳定,在空气中易变色。卵磷脂中胆碱部分能促进脂肪在人体内的代谢,防止脂肪在肝脏中大量存积;脑磷脂可用作抗氧剂,血小板内能促使血液凝固的凝血酶就是由脑磷脂和蛋白质组成的。

（二）固醇

固醇又称甾醇,是一类广泛存在于动植物体内的天然有机化合物,如胆固醇、肾上腺皮质激素及性激素等。许多固醇类化合物都具有重要的生理作用。

胆固醇含量约占体重的 0.2%。若胆固醇代谢发生障碍,血液中的胆固醇含量就会升高、产生沉积,从而引起动脉粥样硬化。胆汁中胆固醇的沉积会形成胆结石,胆结石可引起剧烈疼痛,阻塞正常胆汁的流动,引起黄疸。

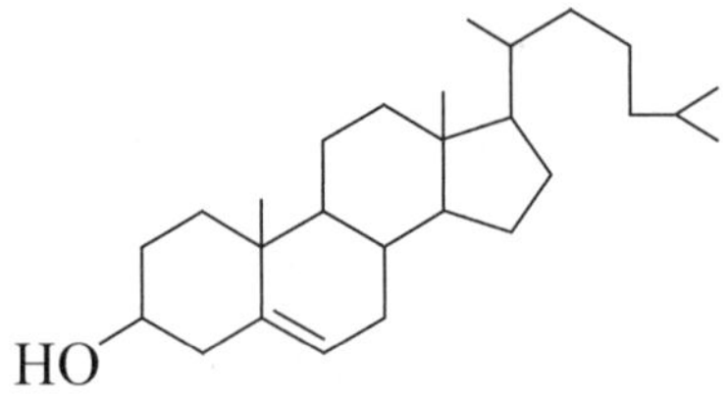

胆固醇

第二节　糖　类

糖类是自然界中存在最多、分布最广的一类有机化合物。糖类与人类生活有着密切的关系,是一切生物体维持生命活动所需能量的主要来源。

糖类由 C、H、O 三种元素组成。从化学结构上看,**糖类是多羟基醛、多羟基酮及其脱水缩合物。**

根据糖类能否水解及水解的产物,将糖类分为三类:

1. 单糖　单糖是一类不能水解的多羟基醛或多羟基酮,如葡萄糖和果糖等。

2. 低聚糖　低聚糖是水解后生成 2~10 个单糖分子的糖。其中最重要的是水解生成两分子单糖的双糖,如蔗糖、麦芽糖、乳糖等。

3. 多糖　多糖是水解后能生成 10 个以上单糖分子的糖。重要的多糖有淀粉、糖原、纤维素等。

一、单　糖

（一）葡萄糖

1. 葡萄糖的结构　葡萄糖（$C_6H_{12}O_6$）是己醛糖,可用开链式和哈沃斯投影式表示其结构。

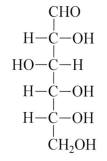 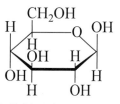

葡萄糖(开链式)	α-葡萄糖(哈沃斯投影式)	β-葡萄糖(哈沃斯投影式)

2. 葡萄糖的性质　葡萄糖是无色或白色结晶粉末,有吸湿性,有甜味,甜度是蔗糖的60%,熔点为146℃,易溶于水,难溶于乙醇,不溶于乙醚。

(1) 与托伦试剂反应:托伦试剂有弱氧化性,能被葡萄糖还原成单质银,附着在玻璃器皿壁上形成光亮的银镜,该反应称为银镜反应。

$$葡萄糖 + 托伦试剂 \xrightarrow{\triangle} Ag\downarrow(银镜) + 复杂的氧化产物$$

(2) 与班氏试剂反应:班氏试剂是硫酸铜、碳酸钠和柠檬酸钠配成的碱性溶液,其主要成分是 Cu^{2+} 和柠檬酸根离子形成的复杂化合物。其中 Cu^{2+} 有弱氧化性,可被葡萄糖还原成砖红色的 Cu_2O 沉淀。

$$葡萄糖 + 班氏试剂 \xrightarrow{\triangle} Cu_2O\downarrow(砖红色) + 复杂的氧化产物$$

在临床检验中,常用这一反应来检验尿液中的葡萄糖。

葡萄糖最初是从葡萄汁中分离结晶得到的。它广泛存在于葡萄等甜水果、蜂蜜及植物的种子、叶、根、花中,动物的血液、淋巴液、脊髓液中也含有葡萄糖。

葡萄糖是人体能量的主要来源。人脑依赖葡萄糖分解供能,1mol 葡萄糖在人体中完全氧化能放出 2 870kJ 能量。人体血液中的葡萄糖称为**血糖**,正常人血糖含量为3.9~6.1mmol/L(或 0.70~1.10g/L)。葡萄糖不需消化就可直接被人体吸收利用,所以体弱患者和血糖过低的患者可利用静脉注射葡萄糖溶液的方式来迅速补充营养供能,并且还有强心、利尿、解毒的作用,临床上用于治疗水肿、血糖过低、心肌炎等。

 课堂互动

糖 尿 病

糖尿病是一组以高血糖为特征的代谢性疾病,是由于胰岛素分泌缺陷或其生物作用受损,或两者兼有引起。长期存在的高血糖,会导致各种组织,特别是眼、肾、心脏、血管、神经的慢性损害和功能障碍。

预防措施:

(1) 适当参加体育锻炼,防止、纠正肥胖。

(2) 饮食要合理,避免高脂饮食,多吃粗粮和含膳食纤维多的蔬菜。

（3）戒烟限酒，保持良好心态，养成科学的生活习惯。

（4）有高血压、高血脂或使用特殊药物者要监测血糖。

（二）单糖的特性

按碳原子数目，单糖可分为丙糖、丁糖、戊糖、己糖等。自然界的单糖主要是戊糖和己糖。根据官能团的不同，单糖又可分为醛糖和酮糖。多羟基醛称为醛糖，多羟基酮称为酮糖。单糖中与医药关系密切的是葡萄糖、果糖、核糖和脱氧核糖等。

单糖都是无色或白色结晶，有甜味，易溶于水，难溶于有机溶剂。

单糖中无论醛糖还是酮糖，以哈沃斯投影式存在时，都能形成**苷羟基**，表现出还原性，在碱性条件下都能被托伦试剂和班氏试剂氧化。凡是具有还原性的糖称为还原糖；反之，称为非还原糖。

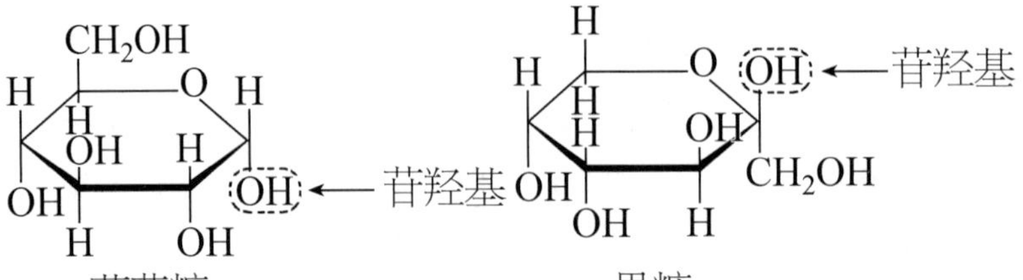

葡萄糖　　　　　　　　果糖

在生物体中，苷羟基常与含氧酸（如磷酸）、含羟基有机物（如醇和酚）脱水结合，形成具有重要生理意义的酯或苷。

（三）常见的单糖

1. 果糖　果糖的化学式为 $C_6H_{12}O_6$，属于己酮糖，与葡萄糖互为同分异构体。

果糖的结构也可用开链式和哈沃斯投影式表示。游离态的果糖以六元环的形式存在；结合态的果糖以五元环的形式存在。

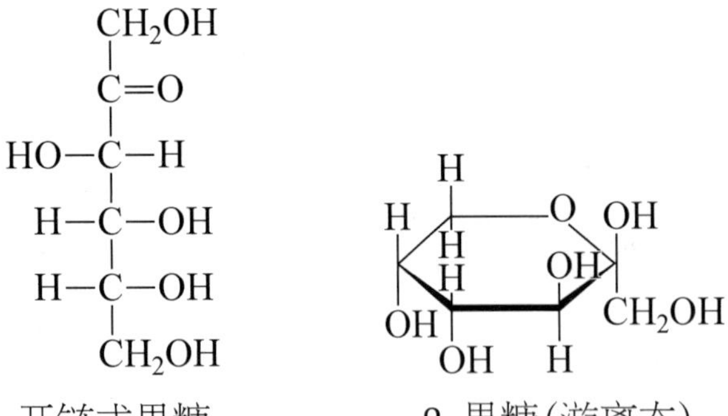

开链式果糖　　　　β-果糖（游离态）　　　　β-果糖（结合态）

纯净的果糖是白色晶体。熔点为 102℃，易溶于水。果糖是天然糖中最甜的糖。它常以游离态存在于蜂蜜和水果浆汁中，以结合态存在于甘蔗、甜菜、香蕉、党参、牛蒡等果蔬和中药材中。动物的前列腺和精液、桔青霉等微生物中也含有果糖。

2. 核糖和脱氧核糖　核糖（$C_5H_{10}O_5$）与脱氧核糖（$C_5H_{10}O_4$）是最重要的戊醛糖，可用开链式和哈沃斯投影式表示其结构，如下：

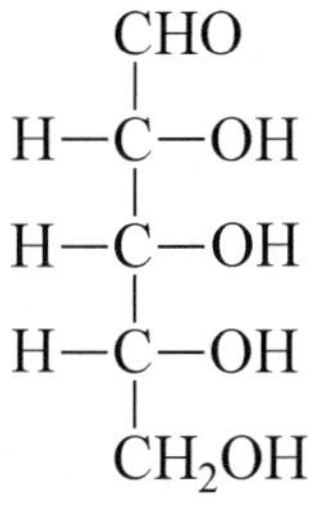

$$\begin{array}{c}
\text{CHO} \\
\mid \\
\text{H-C-OH} \\
\mid \\
\text{H-C-OH} \\
\mid \\
\text{H-C-OH} \\
\mid \\
\text{CH}_2\text{OH}
\end{array}$$

核糖(开链式)

$$\begin{array}{c}
\text{CHO} \\
\mid \\
\text{H-C-H} \\
\mid \\
\text{H-C-OH} \\
\mid \\
\text{H-C-OH} \\
\mid \\
\text{CH}_2\text{OH}
\end{array}$$

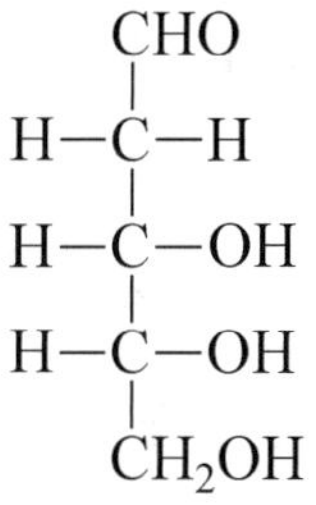

脱氧核糖(开链式)

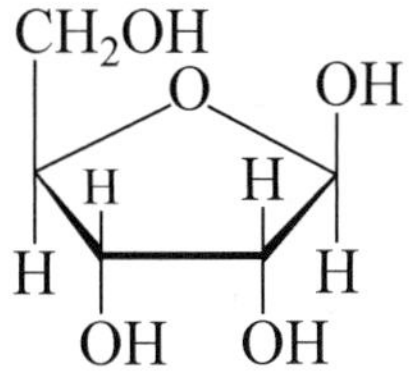

β-核糖(哈沃斯投影式)

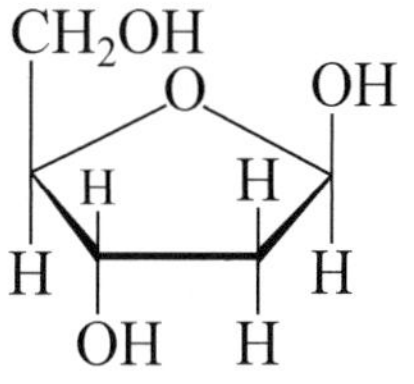

β-脱氧核糖(哈沃斯投影式)

核糖为片状结晶,熔点为 87℃。α-脱氧核糖的熔点为 78~82℃,β-脱氧核糖的熔点为 96~98℃。核糖是核糖核酸(RNA)的重要组成部分。脱氧核糖是脱氧核糖核酸(DNA)的重要组成部分。RNA 参与蛋白质和酶的生物合成过程,DNA 是遗传信息的载体。它们是人类生命活动中非常重要的物质。

课堂互动

试找出葡萄糖、果糖、核糖和脱氧核糖的苷羟基。

二、双 糖

低聚糖中最重要的是双糖。它由 2 分子单糖脱水缩合而成,水解又生成 2 分子单糖。最常见的双糖有蔗糖、麦芽糖和乳糖,三者的分子式均为 $C_{12}H_{22}O_{11}$,它们互为同分异构体。

（一）蔗糖

蔗糖主要存在于甘蔗和甜菜中,植物果实中几乎都含有蔗糖。食用糖中的红糖、白糖、冰糖都是蔗糖。

蔗糖分子是由 1 分子 α-葡萄糖与 1 分子 β-果糖脱水缩合而成。其结构为:

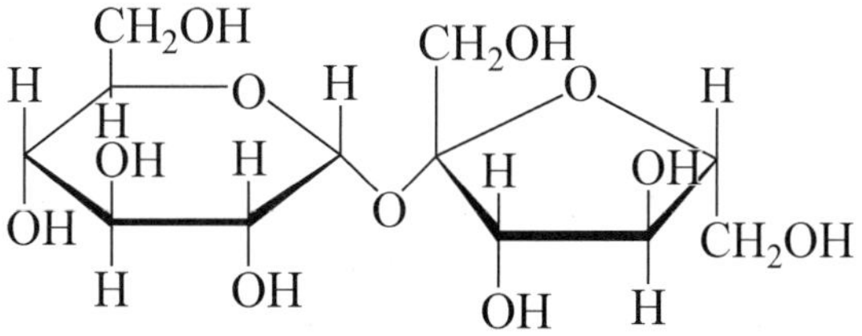

蔗糖分子结构

纯净的蔗糖为白色晶体,熔点为168~186℃,易溶于水,难溶于乙醇,甜度仅次于果糖。由于蔗糖分子中不存在游离的苷羟基,因此没有还原性,是非还原性糖,不能与托伦试剂、班氏试剂作用。在酸或酶的作用下,蔗糖分子可以水解生成1分子葡萄糖和1分子果糖。

蔗糖在医药上用作矫味剂。由于高浓度蔗糖能抑制细菌生长,因此可用作食品、药品中的防腐剂和抗氧剂。

(二)麦芽糖

麦芽糖主要存在于发芽的谷物和麦芽中,故而得名。它是淀粉在淀粉酶的作用下水解的产物。

麦芽糖分子由2分子α-葡萄糖脱水缩合而成。其结构式为:

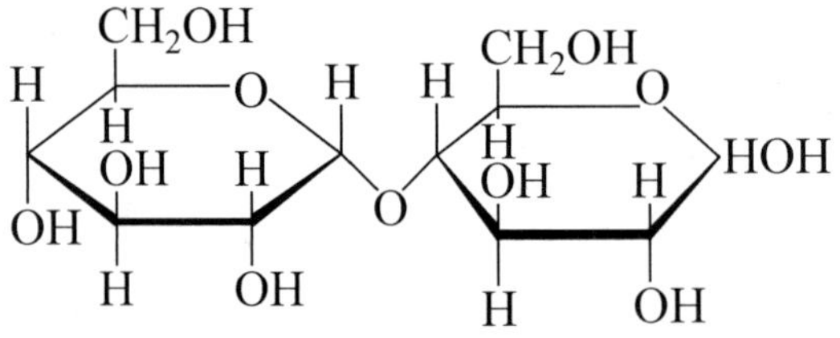

麦芽糖分子结构

纯净的麦芽糖为白色晶体,熔点为102~103℃,易溶于水,有甜味,甜度约为蔗糖的70%,是饴糖的主要成分,可用作糖果及细菌的培养基。由于麦芽糖分子中仍有1个游离的苷羟基,所以麦芽糖是还原性糖,能与托伦试剂、班氏试剂作用。麦芽糖是淀粉水解的中间产物。在酸或酶的作用下,1分子麦芽糖能水解生成2分子葡萄糖。

(三)乳糖

乳糖存在于哺乳动物的乳汁中,人乳中含6%~7%,牛乳中含4%~5%。乳糖是奶酪工业的副产品。

乳糖分子是由1分子β-半乳糖与1分子葡萄糖缩合而成。其结构为:

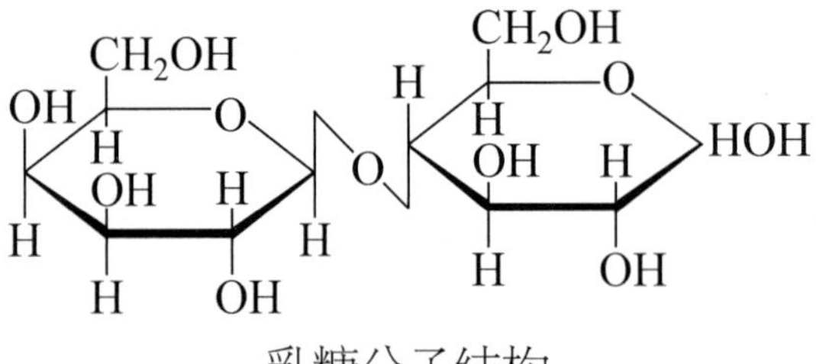

乳糖分子结构

纯净的乳糖为白色粉末,在水中溶解度小,味不太甜。因吸湿性小,在医药上用作片剂、散剂的矫味剂和填充剂。

由于乳糖分子中仍有1个游离的苷羟基,所以乳糖也是还原性糖。能与托伦试剂、班氏试剂作用。在酸或酶的作用下,1分子乳糖能水解生成1分子β-半乳糖与1分子葡萄糖。

糖的甜度比较（以蔗糖甜度为 100 计）

所谓的甜度，目前并没有比较客观的物理及化学方法可以测定，主要是利用主观的人工品评来加以比较，所以甜度是相对而不是绝对的。

种类	甜度	种类	甜度
90% 果糖糖浆	160~173	42% 果糖糖浆	100
蔗糖	100	葡萄糖	64
蜂蜜	97	麦芽糖	46
蔗糖蜜	74	乳糖	30
枫糖浆	64	玉米糖浆	30

三、多　糖

多糖是许多个单糖分子脱水缩合而成的化合物，可用通式 $(C_6H_{10}O_5)_n$ 表示，由于聚合程度不同，多糖彼此并非同分异构体，而且一般都为混合物。根据多糖的组成单元，多糖可分为匀多糖（或同质多糖）和杂多糖。由相同的单糖缩合而成的多糖称为匀多糖，如淀粉、糖原和纤维素等，它们都是由葡萄糖缩合而成的。由不同的单糖缩合而成的多糖称为杂多糖，如透明质酸、硫酸软骨素、肝素、血型物质等。

淀粉、糖原作为能量贮存在生物体内。植物的纤维素和动物的甲壳素，则构成植物和动物的骨架。黏多糖、血型物质等，具有复杂多样的生理功能，在生物体内起着重要的作用。

多糖与单糖、双糖不同，无甜味，大多不溶于水，少数能与水形成胶体溶液。因多糖分子中的苷羟基几乎都被结合成氧苷键，所以多糖无还原性，属于非还原性糖，不能与托伦试剂、班氏试剂作用。在酸或酶的作用下，多糖可以逐步水解，最终产物为单糖。

（一）淀粉

淀粉是绿色植物进行光合作用的产物，是植物储存营养物质的一种形式，亦是人类最重要的食物之一，广泛存在于植物的种子和块茎等部位。

淀粉是匀多糖，其组成单元是 α-葡萄糖，可用通式 $(C_6H_{10}O_5)_n$ 表示。天然淀粉由直链淀粉和支链淀粉组成。直链淀粉是一种没有或很少分支的长链多糖，其分子由 3 800 个以上的 α-葡萄糖单元组成。支链淀粉的相对分子质量比直链淀粉大。如以小圆圈表示葡萄糖单元，直链淀粉和支链淀粉的结构如图 7-1 所示。

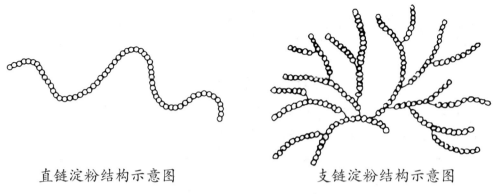

直链淀粉结构示意图   支链淀粉结构示意图

图 7-1   淀粉的结构示意图

$$(C_6H_{10}O_5)_n \longrightarrow (C_6H_{10}O_5)_m \longrightarrow C_{12}H_{22}O_{11} \longrightarrow C_6H_{12}O_6 \ (n>m)$$

淀粉   糊精   麦芽糖   葡萄糖

直链淀粉又称可溶性淀粉,溶于热水后呈胶体溶液,与碘作用显深蓝色;支链淀粉与碘作用显蓝紫色。玉米淀粉中直链淀粉占 27%,其余为支链淀粉;而糯米中几乎 100% 是支链淀粉。有些豆类淀粉全是直链淀粉,直链淀粉比支链淀粉容易消化。

人体内,淀粉在水解酶作用下水解生成糊精,继续水解生成麦芽糖,在麦芽糖水解酶作用下,最后水解得到 α-葡萄糖。

(二)糖原

糖原是人和动物体内储存葡萄糖的一种形式,是匀多糖,又称肝糖或动物淀粉。主要存在于肝脏和肌肉中,因此有肝糖原和肌糖原之分。

糖原的组成单元是 α-葡萄糖,结构与支链淀粉相似,但支链更多、更稠密、相对分子质量更大。其结构如图 7-2 所示。

糖原是无定形粉末,不溶于冷水,溶于热水成透明胶体溶液,与碘作用显红棕色。糖

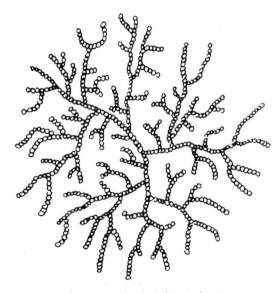

图 7-2   糖原结构示意图

原水解的最终产物是 α-葡萄糖。

糖原对人体血糖浓度有着重要的调节作用。当血糖浓度增高时,在胰岛素的作用下,肝脏将多余的葡萄糖转化为糖原储存起来;当血糖浓度降低时,在体内高血糖素的作用下,肝糖原就分解为葡萄糖进入血液,以保持血糖浓度正常。

(三) 纤维素

纤维素的组成单元是 β-葡萄糖,是匀多糖。其相对分子质量很大,结构与直链淀粉相似。

纤维素是自然界分布最广的多糖,它是构成植物细胞壁的基础物质。木材中含纤维素 50%~70%,棉花中含纤维素 95% 以上。

纤维素是白色固体,韧性强,一般不溶于水和有机溶剂,但在一定条件下,某些酸、碱和盐的水溶液可使纤维素产生无限溶胀、溶解。纤维素比淀粉难水解,要在高温下与无机酸共热,才能水解成 β-葡萄糖。牛、羊、马等食草动物的胃能分泌纤维素水解酶,能将纤维素水解成葡萄糖,所以纤维素可作为食草动物的饲料。人的胃肠不能分泌纤维素水解酶,因此纤维素不能直接作为人类的能源物质。但膳食中的纤维素虽不能被人体消化吸收,却能促进肠蠕动,防止便秘,有助于排出有害物质,缩短食物残渣在体内的停留时间,所以多吃蔬菜、水果以保持一定的纤维素对人类健康是有益的。

 知识拓展

膳 食 纤 维

膳食纤维即食物中的纤维素,分为水溶性膳食纤维和非水溶性膳食纤维。水溶性膳食纤维来源于果胶、树脂、魔芋等,在胃肠道内和淀粉等碳水化合物交织在一起,并延缓后者的吸收,故可以起到降低餐后血糖的作用。非水溶性膳食纤维来源于小麦麸、玉米糠、蔬菜和水果等,对人体的作用首先在于促进胃肠道蠕动,加快食物通过胃肠道,减少吸收,另外非水溶性膳食纤维在大肠中吸收水分软化大便,可以起到防治便秘的作用。有人将膳食纤维称为糖类、蛋白质、脂类、水、维生素、矿物质之外的“第七大营养素”。

第三节 蛋 白 质

蛋白质一词源于希腊文,是“头等重要”的意思。现已证明,生命的产生、存在和消亡都与蛋白质有关,蛋白质是生命的物质基础,没有蛋白质就没有生命。近年来的研究还指出蛋白质在遗传信息的控制,细胞膜的通透性以及高等动物的记忆等方面具有重要作用。氨基酸是组成蛋白质分子的基本结构单位,要想认识蛋白质,必须先了解氨基酸。

一、氨 基 酸

(一) 氨基酸的结构、分类和命名

从结构上看,羧酸分子中烃基上的氢原子被氨基($-NH_2$)取代生成的化合物,称为**氨基酸**。氨基酸分子中有氨基($-NH_2$)和羧基($-COOH$)两种官能团。

自然界存在的氨基酸有 200 余种,但组成人体内蛋白质的氨基酸仅有 20 余种。根据氨基酸分子中烃基的结构不同,分为脂肪氨基酸、芳香氨基酸和杂环氨基酸;根据分子中氨基和羧基的相对数目,分为中性氨基酸、酸性氨基酸和碱性氨基酸;根据氨基和羧基的相对位置,分为 α-氨基酸、β-氨基酸和 γ-氨基酸等。如果两种官能团连在同一个碳原子上,称之为 α-氨基酸。组成生物体中蛋白质的都是 α-氨基酸。其结构通式为:

$$R-\underset{\underset{NH_2}{|}}{CH}-COOH$$

氨基酸可用系统命名法命名,但常用反映其来源或性质的俗名。如谷氨酸因最初来源于谷物而得名,甘氨酸是由于具有甜味而得名。

重要的 α-氨基酸的结构、分类和命名见表 7-2。

表 7-2　构成蛋白质的 20 种氨基酸分类表

名称	英文缩写	结构式	等电点
中性氨基酸			
甘氨酸	G	H_2N-CH_2-COOH	5.97
丙氨酸	A	$H_3C-\underset{\underset{NH_2}{|}}{CH}-COOH$	6.00
*缬氨酸	V	$H_3C-\underset{\underset{CH_3}{|}}{CH}-\underset{\underset{NH_2}{|}}{CH}-COOH$	5.96
*亮氨酸	L	$H_3C-\underset{\underset{CH_3}{|}}{CH}-CH_2-\underset{\underset{NH_2}{|}}{CH}-COOH$	5.98
*异亮氨酸	I	$H_3C-CH_2-\underset{\underset{CH_3}{|}}{CH}-\underset{\underset{NH_2}{|}}{CH}-COOH$	6.02
*蛋氨酸	M	$H_3C-S-(CH_2)_2-\underset{\underset{NH_2}{|}}{CH}-COOH$	5.74
*苏氨酸	T	$H_3C-\underset{\underset{OH}{|}}{CH}-\underset{\underset{NH_2}{|}}{CH}-COOH$	5.60

名称	英文缩写	结构式	等电点
丝氨酸	S	$H_2C-CH-COOH$ $\quad\ OH\ \ NH_2$	5.68
半胱氨酸	C	$H_2C-CH-COOH$ $\quad\ SH\ \ NH_2$	5.05
脯氨酸	P	环状结构-COOH N-H	6.30
*苯丙氨酸	F	苯环-$CH_2-CH-COOH$ $\quad\quad\ NH_2$	5.48
酪氨酸	Y	HO-苯环-$CH_2-CH-COOH$ $\quad\quad\quad NH_2$	5.66
*色氨酸	W	吲哚环-$CH_2-CH-COOH$ $\quad\quad\quad NH_2$	5.89
天冬酰胺	N	$H_2N-C-CH_2-CH-COOH$ $\quad\quad\ \|\|\quad\quad\quad NH_2$ $\quad\quad\ O$	5.41
谷氨酰胺	Q	$H_2N-C-CH_2-CH_2-CH-COOH$ $\quad\quad\ \|\|\quad\quad\quad\quad\ NH_2$ $\quad\quad\ O$	5.65
酸性氨基酸			
天冬氨酸	D	$\quad\quad\ O$ $\quad\quad\ \|\|$ $HO-C-CH_2-CH-COOH$ $\quad\quad\quad\quad NH_2$	2.77
谷氨酸	E	$\quad\quad\ O$ $\quad\quad\ \|\|$ $HO-C-CH_2-CH_2-CH-COOH$ $\quad\quad\quad\quad\quad\ NH_2$	3.22
碱性氨基酸			
组氨酸	H	咪唑环-$CH_2-CH-COOH$ $\quad\quad\quad NH_2$	7.59
*赖氨酸	K	$H_2C-(CH_2)_3-CH-COOH$ $\quad\ NH_2\quad\quad\ NH_2$	9.74
精氨酸	R	$H_2N-C-NH(CH_2)_3-CH-COOH$ $\quad\quad\|\|\quad\quad\quad\quad\ NH_2$ $\quad\quad NH$	10.76

注：带"*"的为必需氨基酸。

有些氨基酸在人体内不能自身合成,但又是人体所必需的,只能依靠食物供给,称为**营养必需氨基酸**。成人所需的营养必需氨基酸有 8 种,婴儿除去成人的 8 种必需氨基酸外,组氨酸也属于婴儿的必需氨基酸。

如果缺乏必需氨基酸就会引起某些病症。人们不能从某一种食物得到所有的必需氨基酸,因此食物必须多样化。

(二)氨基酸的性质

氨基酸均为无色晶体,可溶于强酸或强碱溶液中,除少数外,一般都能溶于水,难溶于乙醇、乙醚等有机溶剂。有的氨基酸有甜味,有的无味或有苦味。谷氨酸的钠盐具有鲜味,它是调味品"味精"的主要成分。

氨基酸分子中含有氨基和羧基,故为两性化合物。由于两个官能团在分子内相互影响,又有一些特殊性质。

1. 两性和等电点　氨基酸在水溶液中与酸或碱都能生成盐。例如:

$$
\underset{\overset{|}{NH_2}}{R-CH}-\overset{\overset{O}{\|}}{C}-OH + HCl \longrightarrow \underset{\overset{|}{NH_3^+Cl^-}}{R-CH}-\overset{\overset{O}{\|}}{C}-OH
$$

$$
\underset{\overset{|}{NH_2}}{R-CH}-\overset{\overset{O}{\|}}{C}-OH + NaOH \longrightarrow \underset{\overset{|}{NH_2}}{R-CH}-\overset{\overset{O}{\|}}{C}-O^-Na^+ + H_2O
$$

氨基酸分子内的氨基与羧基也可相互作用生成盐,氨基接受由羧基上电离出的氢离子成为两性离子,也称分子内盐。

$$
\underset{\overset{|}{NH_2}}{R-CH}-\overset{\overset{O}{\|}}{C}-OH \rightleftharpoons \underset{\overset{|}{NH_3^+}}{R-CH}-\overset{\overset{O}{\|}}{C}-O^-
$$

两性离子的净电荷为零,处于等电状态,在电场中不向任何一极移动,此时溶液的 pH 称为氨基酸的**等电点**,用 pI 表示。氨基酸的等电点是氨基酸的特征常数,不同的氨基酸一般有不同的等电点。一些重要的 α-氨基酸的等电点见表 7-2。

氨基酸在水溶液中的带电情况,除了由本身的结构决定外,还可以通过溶液酸碱度的调节加以改变。当溶液的 pH>pI 时,氨基酸主要以阴离子的形式存在;pH<pI 时,氨基酸主要以阳离子的形式存在;pH=pI 时,氨基酸主要以两性离子的形式存在。

氨基酸在酸、碱溶液中的变化,可表示如下:

$$\begin{array}{c}
\underset{\underset{NH_2}{|}}{RCHCOOH}
\end{array}$$

$$\underset{\substack{| \\ NH_2 \\ pH>pI \\ \text{阴离子}}}{RCHCOO^-} \xrightleftharpoons[OH^-]{H^+} \underset{\substack{| \\ NH_3^+ \\ pH=pI \\ \text{两性离子}}}{RCHCOO^-} \xrightleftharpoons[OH^-]{H^+} \underset{\substack{| \\ NH_3^+ \\ pH<pI \\ \text{阳离子}}}{RCHCOOH}$$

 课堂互动

请说出，在 pH=3 和 pH=8 的水溶液中，甘氨酸分别主要以何种形式存在？

在等电点时，氨基酸的溶解度、黏度和吸水性都最小。可以利用调节等电点的方法分离提纯某些氨基酸。

2. 成肽反应　氨基酸分子在适当条件下加热脱去水分子，生成肽的反应称为成肽反应。两个氨基酸发生成肽反应得到的产物称**二肽**。

例如：

$$H_2N-\underset{\underset{R_1}{|}}{CH}-C\overset{O}{\underset{}{\parallel}}[OH+H]-NH-\underset{\underset{R_2}{|}}{CH}-COOH \xrightarrow[\triangle]{-H_2O} H_2N-\underset{\underset{R_1}{|}}{CH}-[\overset{O}{\underset{}{\parallel}}C-\overset{H}{\underset{}{|}}N]-\underset{\underset{R_2}{|}}{CH}-COOH$$

连接两个氨基酸分子间的化学结构 $\left(\begin{array}{c} O\ \ H \\ \parallel\ \ | \\ -C-N- \end{array}\right)$ 称为**肽键**。肽键是酰胺键。在二肽分子中仍含有未结合的羧基和氨基，因此，二肽还可以与其他氨基酸分子脱水以肽键结合，生成三肽。依此类推可以生成四肽、五肽甚至多肽。多肽常呈链状，因此也称肽链。

蛋白质是多肽形成的高分子化合物，多肽与蛋白质没有本质的区别，一般把相对分子质量在 6 000 以上的多肽称为蛋白质。

二、蛋　白　质

（一）蛋白质的组成

蛋白质是一类非常复杂的化合物，主要由碳、氢、氧、氮四种元素组成，多数蛋白质还含有少量的硫元素，有些蛋白质还含有一些其他元素，如 磷、铁、碘、锰、锌等，其近似含量见表 7-3。

表 7-3　蛋白质的组成

组成元素	质量分数	组成元素	质量分数
C	50%~55%	N	13%~19%
H	6%~7%	S	0~4%
O	19%~24%	其他	0~1%

蛋白质的相对分子质量很大,从几万到几千万,因此,蛋白质属于天然有机高分子化合物。各种蛋白质的含氮量都很接近,都在 16% 左右,1 克氮就相当于 6.25 克蛋白质,6.25 称为**蛋白质系数**。因此可通过测定生物样品中的含氮量计算出样品中蛋白质的含量。m(蛋白质)$=m$(N)$\times 6.25$。

（二）蛋白质的结构

蛋白质具有特定结构,通常分为四个不同层次,即一级结构、二级结构、三级结构和四级结构(图 7-3)。

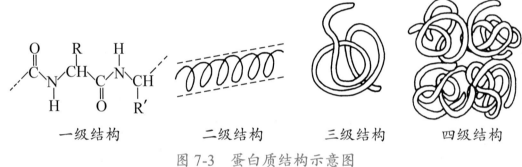

图 7-3　蛋白质结构示意图

蛋白质的一级结构是指多肽链中 α-氨基酸的排列顺序。一级结构主要以肽键连接。不同蛋白质的一级结构是不同的,它是决定蛋白质特异性的主要原因。

蛋白质的二、三、四级为空间结构。一般是部分卷曲、盘旋、折叠或整条多肽链卷曲成螺旋状形成缔合体。空间结构决定蛋白质特有的生物学活性。

（三）蛋白质的性质

蛋白质是由 α-氨基酸通过肽键构成的高分子化合物,其部分理化性质与 α-氨基酸相似,如能产生两性电离,也具有等电点,但也有部分性质不同于氨基酸,如表现出变性、盐析等。

1. 两性和等电点　蛋白质分子中存在着游离的氨基和羧基,能产生两性电离,调节溶液的 pH,使蛋白质分子呈两性离子状态时溶液的 pH 称为**蛋白质的等电点**(pI)。

蛋白质在不同 pH 溶液中的存在形式可表示如下：

$$Pr \overset{NH_2}{\underset{COOH}{\big\langle}}$$

$$Pr \overset{NH_3^+}{\underset{COOH}{\big\langle}} \quad \underset{H^+}{\overset{OH^-}{\rightleftharpoons}} \quad Pr \overset{NH_3^+}{\underset{COO^-}{\big\langle}} \quad \underset{H^+}{\overset{OH^-}{\rightleftharpoons}} \quad Pr \overset{NH_2}{\underset{COO^-}{\big\langle}}$$

pH<pI	pH=pI	pH>pI
阳离子	两性离子	阴离子

不同蛋白质具有不同的等电点,大多数蛋白质的等电点接近 5.0(表 7-4)。由于人的体液(如血液、组织液、细胞内液等)的 pH 约为 7.4,pH > pI,所以人体内蛋白质分子大多以阴离子的形式存在,并与体液中的 K^+、Ca^{2+}、Na^+、Mg^{2+} 等阳离子结合生成盐,称为**蛋白质盐**。蛋白质盐和蛋白质可以组成缓冲对,在血液中起着重要的缓冲作用。

表 7-4　部分蛋白质的等电点

蛋白质	等电点	蛋白质	等电点
胃蛋白酶	2.88	胰岛素	5.3
酪蛋白	4.6	血红蛋白	6.7
卵清蛋白	4.7	核糖核酸酶	9.5
血清白蛋白	4.8	溶菌酶	11.0

 课堂互动

试分析胃蛋白酶在 pH 为 7 的溶液中是以什么形式存在的?

蛋白质在等电点状态时溶解度最低,容易沉淀析出。不在等电点时,蛋白质分子为带不同电荷的胶体粒子,会在电场中发生移动(此现象称为电泳现象)。目前,在临床检验上广泛使用电泳法分离血清中的蛋白质。

2. 变性　蛋白质受到物理或化学因素的影响,空间结构被破坏,引起理化性质和生物学活性改变的现象称为**蛋白质的变性**。一般能使蛋白质变性的化学方法有加强酸、强碱、重金属盐、甲醛、乙醇等;能使蛋白质变性的物理方法有加热(高温)、紫外线及 X 射线照射、超声波、高压等。

蛋白质的变性在医学上具有重要意义。临床上常用高温、高压、紫外线和 75% 的乙醇等物理或化学方法进行消毒,促使细菌或病毒的蛋白质变性而失去致病及繁殖能力;急救重金属盐中毒的患者,常先服用大量牛奶和蛋清,使蛋白质在消化道与重金属盐结合成变性蛋白质,有效阻止重金属离子被人体吸收;临床检验室常用钨酸三氯乙酸沉淀蛋白质制备无蛋白血滤液;采用热凝法检查尿蛋白;低温保存激素、酶、疫苗和免疫血清等蛋白质生物制剂。

 课堂互动

医学实验室中保存生物标本通常采用什么方法？为什么？

3. 盐析　向蛋白质溶液中加入浓的无机盐（NH_4）$_2SO_4$、Na_2SO_4 等溶液，能够降低蛋白质的溶解性，使蛋白质变为沉淀而析出，这种作用称为**盐析**。析出的蛋白质仍然有原来的活性，加水后仍能溶解，所以说盐析是个可逆的过程，是物理变化。利用这个性质，可以利用多次盐析的方法分离、提纯蛋白质。

4. 颜色反应　蛋白质与一些试剂作用生成某种有颜色物质的反应称为蛋白质的颜色反应。如与茚三酮作用显蓝紫色、与碱性的硫酸铜作用显紫红色、含有苯环的蛋白质与浓硝酸作用显黄色等。蛋白质的颜色反应可用于蛋白质的定性定量分析。

5. 水解　蛋白质在酸、碱或酶的催化下能发生水解反应。其水解过程如下：

蛋白质→胨（初解蛋白质）→膘（消化蛋白质）→多肽→二肽→α-氨基酸

蛋白质的最终水解产物是 α-氨基酸。食物中的蛋白质在酶的作用下，水解成各种 α-氨基酸后，才能被人体吸收利用。例如，臭豆腐和豆腐乳就是大豆蛋白在微生物作用下部分水解生成了相对分子质量较小的肽类化合物及氨基酸。

 知识拓展

生物催化剂——酶

酶是生物体内活细胞产生的一种生物催化剂，大多数由蛋白质组成。在生物体内有数千种不同的酶，它们在正常体温下发挥作用，是一种安全的催化剂，而且比一般的催化剂具有更高的选择性，催化效率也远远高于非酶催化剂。例如：食物中的淀粉被唾液和胰液中的淀粉酶很快水解为麦芽糖，而实验室中水解淀粉，需要在酸催化下，加热一段时间才能完成。

由于酶的催化作用具有反应条件温和、效率高、专一性强等特性，因此，在医药领域利用酶可以诊断、预防和治疗疾病，并可制造各种药物。例如：青霉素酰化酶用于制造半合成青霉素和头孢菌素。

项目	内容
油脂	1. 高级脂肪酸甘油酯 2. 能水解、发生加成反应、酸败
类脂	1. 甘油+高级脂肪酸+磷酸+含氮的有机碱 2. 不稳定,空气中易被氧化
糖类	1. 单糖:葡萄糖、果糖、半乳糖,不能水解,都是还原糖,能与托伦试剂、班氏试剂反应 2. 双糖:蔗糖、麦芽糖、乳糖,能水解,蔗糖为非还原糖,麦芽糖、乳糖能与托伦试剂、班氏试剂反应 3. 多糖:都是非还原糖,能水解,不能与托伦试剂、班氏试剂反应
氨基酸	1. 氨基酸的结构:酸性的羧基和碱性的氨基两种官能团 2. α-氨基酸的结构通式为: $\begin{array}{c} R-CH-COOH \\ \vert \\ NH_2 \end{array}$ 3. 氨基酸的主要化学性质:两性电离和等电点;成肽反应
蛋白质	1. 蛋白质的组成:C、H、O、N 2. 蛋白质的结构:一级结构为α-氨基酸的排列顺序 3. 蛋白质的性质:两性电离和等电点;盐析;变性;颜色反应;水解

 目标测试

一、选择题

1. 1mol 油脂完全水解后能生成(　　)

   A. 1mol 甘油和 1mol 甘油二酯　　　　　B. 1mol 甘油和 1mol 脂肪酸

   C. 3mol 甘油和 1mol 脂肪酸　　　　　　D. 1mol 甘油和 3mol 脂肪酸

   E. 2mol 甘油和 2mol 脂肪酸

2. 加热油脂和氢氧化钠溶液的混合物,可生成甘油和脂肪酸钠,这个反应称为油脂的(　　)

   A. 酯化　　　　　　　　　B. 酸败　　　　　　　　　C. 氢化

   D. 皂化　　　　　　　　　E. 氧化

3. 医药上常用软皂的成分是(　　)

   A. 高级脂肪酸盐　　　　　　　　　　　B. 高级脂肪酸钠盐

C. 高级脂肪酸钾盐   D. 高级脂肪酸钾、钠盐

E. 高级脂肪酸

4. 下列说法正确的是（　　　　）

A. 糖类都有甜味   B. 糖类都能水解

C. 糖类都符合通式 $C_n(H_2O)_m$ D. 糖类都含有 C、H、O 三种元素

E. 糖类都能发生银镜反应

5. 临床上用于检验糖尿病患者尿液中葡萄糖的试剂是（　　　　）

A. 托伦试剂   B. 班氏试剂   C. Cu_2O

D. CuO   E. $Cu(OH)_2$

6. 下列物质中，不属于糖类的是（　　　　）

A. 脂肪   B. 葡萄糖   C. 纤维素

D. 淀粉   E. 糖原

7. 下列糖中最甜的是（　　　　）

A. 葡萄糖   B. 果糖   C. 蔗糖

D. 核糖   E. 脱氧核糖

8. 麦芽糖水解的产物是（　　　　）

A. 葡萄糖和果糖   B. 葡萄糖   C. 半乳糖和葡萄糖

D. 半乳糖和果糖   E. 果糖

9. 下列糖中属于非还原性糖的是（　　　　）

A. 麦芽糖   B. 蔗糖   C. 乳糖

D. 果糖   E. 核糖

10. 下列糖中，人体消化酶不能消化的是（　　　　）

A. 糖原   B. 淀粉   C. 葡萄糖

D. 纤维素   E. 蔗糖

11. 下列糖遇碘显蓝紫色的是（　　　　）

A. 糖原   B. 淀粉   C. 葡萄糖

D. 纤维素   E. 蔗糖

12. 血糖通常是指血液中的（　　　　）

A. 果糖   B. 糖原   C. 葡萄糖

D. 麦芽糖   E. 核糖

13. 下列不是同分异构体的是（　　　　）

A. 麦芽糖和蔗糖   B. 蔗糖和乳糖

C. 葡萄糖和果糖   D. 核糖和脱氧核糖

E. 麦芽糖和乳糖

14. 淀粉水解的最终产物是（　　　　）

A. 麦芽糖　　　　　　　　B. 乳糖　　　　　　　　C. 葡萄糖

D. 蔗糖　　　　　　　　E. 核糖

15. 下列关于氨基酸的叙述,正确的是(　　　)

A. 与酸反应不与碱反应　　　　　　B. 与碱反应不与酸反应

C. 与酸碱都不反应　　　　　　　　D. 与酸碱都反应

E. 以上说法都不正确

16. 人体必需氨基酸有(　　　)

A. 6 种　　　　　　　　B. 7 种　　　　　　　　C. 8 种

D. 9 种　　　　　　　　E. 10 种

17. 将丙氨酸(pI=6.0)的晶体溶于水,使溶液呈碱性,则下列粒子中存在最多的是
(　　　)

A. $CH_3-CH-COOH$
   　　　NH_2

B. $CH_3-CH-COO^-$
   　　　NH_2

C. $CH_3-CH-COO^-$
   　　　NH_3^+

D. $CH_3-CH-COOH$
   　　　NH_3^+

E. B 和 D 两种都有

18. 下列元素不是蛋白质主要组成元素的是(　　　)

A. 碳　　　　　　　　B. 氢　　　　　　　　C. 氮

D. 氯　　　　　　　　E. 氧

19. 大多数的蛋白质等电点接近于 5,所以在血液($pH \approx 7.4$)中,它们常常是(　　　)

A. 带正电荷　　　　　　　　B. 带负电荷

C. 不带电荷　　　　　　　　D. 既带正电荷,又带负电荷

E. 电中性

20. 重金属盐中毒急救措施是给患者服用大量的(　　　)

A. 牛奶　　　　　　　　B. 生理盐水　　　　　　　　C. 消毒酒精

D. 醋　　　　　　　　E. 葡萄糖液

21. 临床上检验患者尿中蛋白质,利用蛋白质受热凝固的性质属于(　　　)

A. 水解反应　　　　　　　　B. 显色反应　　　　　　　　C. 变性

D. 盐析　　　　　　　　E. 变质

22. 欲使蛋白质沉淀且不变性,宜选用(　　　)

A. 有机溶液　　　　　　　　B. 重金属盐　　　　　　　　C. 浓硫酸

D. 硫酸铵　　　　　　　　E. 氨水

23. 构成蛋白质的基本结构单位是(　　　)

A. α-氨基酸　　　　　　　　B. β-氨基酸　　　　　　　　C. γ-氨基酸

D. 葡萄糖　　　　　　　　E. 蔗糖

24. 有关蛋白质的叙述不正确的是（　　　　）

    A. 蛋白质都能可发生两性电离

    B. 蛋白质溶液中加入浓硫酸铵溶液析出沉淀

    C. 重金属会使蛋白质变性,所以能使人中毒

    D. 蛋白质水解后能生成 α-氨基酸

    E. 用酒精消毒是利用了蛋白质可盐析的特性

二、填空题

1. 油脂是_____和_____的总称。

2. 油脂在碱性条件下水解得到_____和_____的反应称为皂化反应。

3. 含有较多_____脂肪酸成分的油脂熔点低,常温下呈液态;含有较多_____脂肪酸成分的油脂熔点高,常温下呈固态。

4. 从化学结构看,糖类化合物是_____或_____及它们的脱水缩合物。

5. 根据水解情况,糖类化合物可分为_____糖、_____糖和_____糖三类。

6. 血液中的_____称为血糖,正常人的血糖含量为_____mmol/L。最甜的糖是_____糖;与遗传及蛋白质合成密切相关的糖是_____糖和_____糖;食糖的主要成分是_____糖。

7. 能够被托伦试剂等弱氧化剂氧化的糖属于_____糖,不能够被托伦试剂等弱氧化剂氧化的糖属于_____糖。

8. 糖原与碘作用呈_____色,在人体代谢中对维持_____起重要的调节作用。

9. 多糖没有甜味,大多_____溶于水,淀粉遇碘显_____色,淀粉水解的最终产物是_____。

10. 氨基酸是_____分子中烃基上的氢原子被_____取代后的产物。氨基酸分子中既有酸性基团_____,又有碱性基团_____,所以氨基酸具有_____。

11. 蛋白质主要由_____、_____、_____、_____4 种元素组成,每 100g 蛋白质平均含氮_____g,蛋白质系数是_____。

12. 皮肤、指甲不慎溅上浓硝酸后,出现_____色,这是因为_____。

三、鉴别题

1. 淀粉和糖原　　　　　　　　　　2. 葡萄糖和蔗糖

3. 蛋白质和淀粉　　　　　　　　　4. 葡萄糖、淀粉和蛋白质

四、学以致用

1. 结合所学知识,试推测临床上可以通过哪些实验测试来判断是否患有糖尿病?

2. 多糖没有甜味,但是为什么我们在咀嚼米饭和馒头时能感觉到甜味?

3. 误食重金属盐类时,为什么要喝大量牛奶、蛋清或豆浆来解毒?

4. 医院里常采用高温蒸煮、紫外线照射、涂抹酒精等方法消毒,请解释其原因。

（张自悟　王　冰）

附　录

实　验

实验一　溶液的配制和稀释

【实验目的】

1. 初步学会吸量管、移液管和容量瓶的使用方法。

2. 掌握溶液配制和稀释的主要操作步骤。

3. 培养实事求是、科学严谨的作风。

【实验用品】

1. 仪器　托盘天平、烧杯、玻璃棒、100mL 量筒、100mL 容量瓶、胶头滴管、2mL 吸量管、药匙、洗耳球。

2. 试剂　NaCl 固体、$NaCO_3$ 固体、$\varphi_B=0.95$ 的药用酒精。

【实验内容与步骤】

(一) 几种量器的使用方法

1. 吸量管和移液管　吸量管和移液管是常用的准确量取一定体积液体的量器。吸量管有刻度，又称刻度吸管；移液管中间膨大，只有一个标线，又称肚形吸管。

(1) 使用前：检查管尖是否完好，有破损的不能使用；用水洗净并用待量取液润洗 2~3 次 (每次 2~3mL)，以确保移取液浓度准确。

(2) 吸取和转移液体：吸取液体时，用右手拇指及中指捏住吸管刻度线以上部分，左手拿洗耳球；将吸管插入待吸液中，先挤压出洗耳球内的空气，把球的尖口压紧吸管的口，松开左手手指，使溶液缓缓吸入管内；当液面超过刻度线 (或标线) 1~2cm 时，移去吸耳球，立即用右手的示指按住管口；左手放下吸耳球，右手垂直拿紧吸量管或移液管，使管尖移出液面，轻轻旋转吸管，示指压力稍减，使液面缓慢下降至与刻度线 (或标线) 相切，按紧示指使液体不再流出 (实验图 1-1)。

把吸管移至另一稍微倾斜的接收容器中，使管尖靠在容器内壁，吸管保持垂直，松开示指，使溶液沿容器壁自动流尽，等待 15 秒，取出吸管。一般吸量管残留的最后一滴液体不要吹出，管上标有 "吹" 字的要吹出 (实验图 1-2)。

(3) 用毕应立即冲洗干净，搁置在专用架上备用。

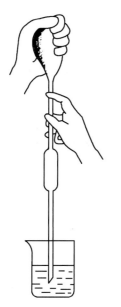

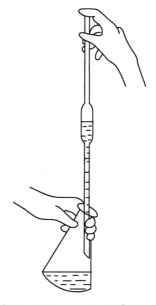

实验图 1-1　移液管吸取溶液　　　　　　实验图 1-2　移液管放液

2. 容量瓶　容量瓶常用于准确配制一定浓度、一定体积的溶液。为细颈梨形平底玻璃瓶,瓶口有磨口玻璃塞,颈部有一标线,瓶上标有容量和温度,常用容量有 50mL、100mL、250mL 等几种。

(1) 用前应检查是否漏水:在瓶内注入适量水,盖好瓶塞,左手拿住瓶底,右手按住瓶塞,把瓶倒立摇动,观察瓶塞周围是否有水漏出,若不漏水方能使用。为防止打破或污染瓶塞,常用橡皮筋将瓶塞固定在瓶颈上(实验图 1-3)。

(2) 溶液配制:若溶质为固体,先将称好的溶质在烧杯中溶解,然后将溶液在玻璃棒的引流下,转移至容量瓶中,用少量蒸馏水洗涤烧杯 2~3 次,洗涤液移入容量瓶中(实验图 1-4);若是液态溶质,可用吸管量取,移入容量瓶中,向容量瓶中缓缓注入蒸馏水至刻度线下 1~2cm 处,改用胶头滴管滴加蒸馏水至溶液凹面最低处与标线平视相切。最后盖好瓶塞,将容量瓶上下翻转摇动数次,使溶液混匀(实验图 1-3)。

(二) 溶液的配制

1. 质量浓度溶液的配制　配制 9g/L 的 NaCl 溶液(生理盐水)100mL。

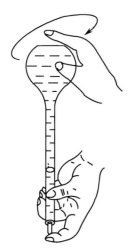

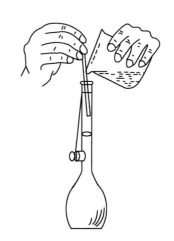

实验图 1-3　检查容量瓶是否漏水及溶液混匀　　　　实验图 1-4　转移液体至容量瓶

(1) 计算：算出配制 9g/L 的 NaCl 溶液 100mL 所需 NaCl 的质量。

(2) 称量：用托盘天平称取所需 NaCl 的质量，放入 50mL 烧杯中。

(3) 溶解：用量筒量取约 20mL 蒸馏水倒入烧杯中，用玻璃棒搅拌至 NaCl 完全溶解。

(4) 转移：将烧杯中的 NaCl 溶液用玻璃棒引流至 100mL 容量瓶中，然后用少量蒸馏水洗涤烧杯 2~3 次，洗涤液注入容量瓶中。

(5) 定容：继续往容量瓶中加入蒸馏水，加到离刻度线 1~2cm 处时，改用胶头滴管滴加蒸馏水，至溶液凹面底部与刻度线相切。

(6) 混匀：盖好瓶塞，将容量瓶上下倒转摇动数次，使溶液混匀。

(7) 装瓶贴签(或回收)：将配制好的溶液倒入试剂瓶中，贴上标签(标有试剂名称、浓度、配制时间)备用，或倒入指定的回收容器内。

2. 物质的量浓度溶液的配制　配制 0.5mol/L 的 Na_2CO_3 溶液 100mL。

(1) 计算：算出配制物质的量浓度为 0.5mol/L 的 Na_2CO_3 溶液 100mL 所需 Na_2CO_3 的质量。

(2) 称量：用托盘天平称取所需 Na_2CO_3 的质量，放入 50mL 烧杯中。

(3) 溶解：用量筒量取约 30mL 蒸馏水倒入烧杯中，用玻璃棒搅拌至 Na_2CO_3 完全溶解。

(4) 转移：将烧杯中的 Na_2CO_3 溶液用玻璃棒引流至 100mL 容量瓶中，然后用少量蒸馏水洗涤烧杯 2~3 次，洗涤液注入容量瓶中。

(5) 定容：继续往容量瓶中加入蒸馏水，加到离刻度线 1~2cm 处时，改用胶头滴管滴加蒸馏水，至溶液凹面底部与刻度线相切。

(6) 混匀：盖好瓶塞，将容量瓶上下倒转摇动数次，使溶液混匀。

(7) 装瓶贴签(或回收)：将配制好的溶液倒入试剂瓶中，贴上标签(标有试剂名称、浓度、配制时间)备用，或倒入指定的回收容器内。

(三) 溶液的稀释

用体积分数 $\varphi_B=0.95$ 的药用酒精配制 $\varphi_B=0.75$ 的消毒酒精 100mL。

(1) 计算：根据稀释公式，算出所需 $\varphi_B=0.95$ 的药用酒精的体积。

(2) 量取：用 100mL 量筒准确量取 $\varphi_B=0.95$ 的药用酒精的所需体积。

(3) 转移：将量筒中的酒精用玻璃棒引流入 100mL 容量瓶中，然后用少量蒸馏水洗涤玻璃棒 2~3 次，洗涤液注入容量瓶中。

(4) 定容：往容量瓶中加入蒸馏水，加到离刻度线 1~2cm 处时，改用胶头滴管滴加蒸馏水，至溶液凹面底部与刻度线相切。

(5) 盖好瓶塞，将容量瓶上下倒转摇动数次，使溶液混匀。

(6) 装瓶贴签(或回收)：将配制好的溶液倒入试剂瓶中，贴上标签(标有试剂名称、浓度、配制时间)备用，或倒入指定的回收容器内。

【注意事项】

用容量瓶配制溶液时，严禁加水超过刻度线后，再倒出至刻度线。

【实验思考】

1. 烧杯中的溶液转入容量瓶后，为什么要用少量蒸馏水洗涤烧杯 2~3 次，洗液一并转入容量瓶中？

2. 为什么从量筒倒出溶液后，用蒸馏水洗涤的洗涤液不能再倒入容量瓶？

3. 定容时,为什么在液面距离刻度线 1~2cm 时,要改用胶头滴管滴加溶液?

(谢玉胜)

实验二　电解质溶液

【实验目的】

1. 通过实验操作比较盐酸与醋酸的酸性。

2. 熟练地使用广泛 pH 试纸测定溶液的酸碱性。

3. 培养观察、分析、探究能力和严谨认真的科学态度。

【实验用品】

1. 仪器　试管、烧杯、白色点滴板、试管架、胶头滴管、白色洗瓶、玻璃棒、广泛 pH 试纸、10mL 量筒。

2. 试剂　0.1mol/L HCl、0.1mol/L CH$_3$COOH、0.1mol/L NaOH、0.1mol/L CH$_3$COONa、0.1mol/L NH$_3$·H$_2$O、锌粒、酚酞试剂、甲基橙。

【实验内容与步骤】

1. 比较强电解质和弱电解质的区别

(1) 取 2 支试管,分别加入 1mL 的 0.1mol/L HCl 和 0.1mol/L CH$_3$COOH,用广泛 pH 试纸分别测定其 pH,解释观察到的实验现象。

(2) 取 2 支试管,分别加入 2mL 的 0.1mol/L HCl 和 0.1mol/L CH$_3$COOH,分别在 2 支试管中各加入 1 粒锌粒,比较 2 支试管中反应发生的情况并解释观察到的实验现象。

2. 溶液的酸碱性

(1) 常用酸碱指示剂在酸碱溶液中颜色的变化

① 取 2 支试管,各加入 1mL 的蒸馏水和 1 滴酚酞试剂,往 1 支试管中加入 2 滴 0.1mol/L HCl,另 1 支试管中加入 2 滴 0.1mol/L NaOH,解释观察到的现象。

② 取 2 支试管,各加入 1mL 的蒸馏水和 1 滴甲基橙,往 1 支试管中加入 2 滴 0.1mol/L HCl,另 1 支试管中加入 2 滴 0.1mol/L NaOH,解释观察到的现象。

(2) 用广泛 pH 试纸测定溶液的 pH:在白色点滴板的 5 个凹穴内,各放入一片 pH 试纸,在试纸上分别滴加蒸馏水、0.1mol/L HCl、0.1mol/L CH$_3$COOH、0.1mol/L NaOH、0.1mol/L NH$_3$·H$_2$O,记录并解释观察到的现象。

3. 缓冲溶液的配制和缓冲作用

(1) 取 1 支试管,加入 4mL 的蒸馏水,用广泛 pH 试纸测定其 pH。再取 1 支试管,将蒸馏水等分为 2 份,1 支试管中加入 1 滴 0.1mol/L HCl,另 1 支试管中加入 1 滴 0.1mol/L NaOH,用广泛 pH 试纸分别测定其 pH,解释观察到的实验现象。

(2) 取 1 支试管,加入 2mL 的 0.1mol/L CH$_3$COOH 和 2mL 的 0.1mol/L CH$_3$COONa,振荡,用广泛 pH 试纸测定其 pH。再取 1 支试管将上述试管中的溶液等分为 2 份。1 支试管中加入 1 滴 0.1mol/L HCl,另 1 支试管中加入 1 滴 0.1mol/L NaOH,用广泛 pH 试纸分别测定其 pH,解释观察到的现象。

1. 不能将试纸直接伸到被测液体中测溶液的 pH。点滴板每次用完后一定要清洗干净。

2. 实验过程一定要认真观察实验现象并及时做好记录。

【实验思考】

如果向缓冲溶液中加入大量的酸或碱,pH 是否有明显改变? 为什么?

(孙丽花)

实验三　烃及其衍生物的性质实验

【实验目的】

1. 进行烃及其衍生物主要化学性质的实验操作。

2. 练习试管、滴管、点滴板、pH 试纸和水浴加热的实验操作。

3. 培养严肃认真和实事求是的科学态度,提高分析和解决的能力。

【实验用品】

1. 仪器　试管、镊子、滴管、小刀、烧杯、白色点滴板、蓝色石蕊试纸、酒精灯。

2. 试剂　0.01mol/L KMnO₄、2mol/L H₂SO₄、石油醚、松节油、饱和溴水、苯、甲苯、金属钠、无水乙醇、酚酞指示剂、2.5mol/L NaOH 溶液、甘油、0.3mol/L CuSO₄ 溶液、苯酚固体、0.1mol/L 苯酚溶液、0.06mol/L FeCl₃ 溶液、0.1mol/L AgNO₃、2mol/L 氨水、5% 的甲醛、5% 的丙酮、品红亚硫酸试剂、饱和亚硝酰铁氰化钠溶液、1mol/L CH₃COOH、无水碳酸钠晶体、尿素。

【实验内容与步骤】

(一)烷烃和烯烃的性质

1. 氧化反应　在试管中加入 2mol/L H₂SO₄ 溶液 2mL 和 0.01mol/L KMnO₄ 溶液 4 滴,将混合液分为两份,分别加入 1mL 石油醚和 1mL 松节油,充分振荡,观察到的现象是＿＿＿＿＿＿,原因＿＿＿＿＿＿。

2. 加成反应　取 2 支试管,分别加入饱和溴水 1mL,再分别加入 1mL 石油醚和 1mL 松节油,充分振荡,观察到的现象是＿＿＿＿＿,原因＿＿＿＿＿。

(二)苯和甲苯的性质

在试管中加入 2mol/L H₂SO₄ 溶液 2mL 和 0.01mol/L KMnO₄ 溶液 4 滴,将混合液分为两份,分别加入 1mL 苯和 1mL 甲苯,充分振荡,观察到的现象是＿＿＿＿＿＿,原因＿＿＿＿＿＿。

(三)醇的性质

1. 醇与金属钠的反应　先取一个 50mL 的烧杯,加入 20mL 水,另取一支干燥的试管,在干燥试管中加入无水乙醇 1mL。用镊子分别取一块新切的、绿豆大小的金属钠,用滤纸吸干煤油,放入烧杯和试管中,观察到的现象是＿＿＿＿＿,原因＿＿＿＿＿。当钠反应完全后,各滴入 1 滴酚酞,观察溶液颜色变为＿＿＿＿色。

2. 甘油与氢氧化铜反应　取 2 支试管,各加入 10 滴 2.5mol/L NaOH 溶液和 10 滴 0.3mol/L CuSO₄ 溶液,混匀后,分别加入乙醇、甘油各 10 滴,振摇,静置,观察到的现象是＿＿＿＿＿,原因＿＿＿＿＿。

（四）酚的性质

1. 苯酚的溶解性　取 1 支试管,加入苯酚固体少量,再加入 1mL 水,振荡,观察到的现象是_____,原因_____。加热试管,观察到的现象是_____,再冷却,观察到的现象是_____,原因_____。然后向试管内滴加 2 滴 2.5mol/L NaOH 溶液,观察到的现象是_____,原因_____。

2. 苯酚与溴的反应　在试管中加入饱和溴水 1mL,逐滴加入 0.1mol/L 苯酚溶液,振摇,观察到的现象是_____,原因_____。

3. 苯酚与三氯化铁的显色反应　取 1 支试管,向试管中加入 10 滴 0.1mol/L 苯酚溶液,再加 1 滴 0.06mol/L $FeCl_3$ 溶液,观察到的现象是_____。

（五）醛酮的性质

1. 与托伦试剂反应　取 1 支洁净的试管,加入 0.1mol/L $AgNO_3$ 溶液 2mL,然后逐滴加入 2mol/L 氨水,边滴加边振荡试管,直至新生成的沉淀物恰好溶解为止(注意氨水不要加过量)即得托伦试剂。将此托伦试剂分装在 2 支洁净的试管中,分别加入 3~5 滴 5% 的甲醛溶液和 5% 的丙酮溶液,摇匀后把试管放在 50~60℃水浴中加热数分钟,观察到的现象是_____,原因_____。

2. 与斐林试剂反应　取 2 支试管,各加入斐林溶液(A)2.5mol/L NaOH 溶液 1mL,斐林溶液(B) 0.3mol/L $CuSO_4$ 溶液 1mL,混匀。然后分别加入 10 滴 5% 的甲醛和 5% 的丙酮,摇匀后把试管放在 70~80℃水浴中加热数分钟,观察到的现象是_____,原因_____。

3. 与希夫试剂反应　取 2 支试管,分别加入 5 滴 5% 的甲醛和 5 滴 5% 的丙酮,然后各加入 5 滴品红亚硫酸试剂,振荡,观察到的现象是_____。

4. 丙酮与亚硝酰铁氰化钠反应　在洁净的试管中加入 2 滴新配制的饱和亚硝酰铁氰化钠溶液和 2 滴 2.5mol/L NaOH 溶液混匀,再加 10 滴丙酮,振荡,观察到的现象是_____。

（六）乙酸的性质

1. 与酸碱指示剂作用　在白色点滴板的凹穴中,滴入 1mol/L CH_3COOH 溶液 3 滴,用蓝色石蕊试纸测其酸碱性,观察试纸颜色变为_____。

2. 与碳酸钠的反应　取试管 1 支,加少量无水碳酸钠晶体,再滴入 1mol/L CH_3COOH 溶液 1mL,观察到的现象是_____。

（七）缩二脲反应

取试管 1 支,加固体尿素少量,加热熔化,继续加热至重新凝成白色固体,此白色固体物质为_____。待上述试管冷却后,加入 2.5mol/L NaOH 溶液 2mL,0.3mol/L $CuSO_4$ 溶液 2 滴,振荡,观察到的现象是_____。

【注意事项】

1. 钠是活泼金属,遇水剧烈反应放出大量的热,使用时必须严格控制用量不超过绿豆大小,以免发生事故。

2. 醇与金属钠反应的关键是试管和试剂必须是无水的,否则会对实验结果产生干扰。

3. 苯酚有较强的腐蚀性,使用苯酚时,要注意安全。如不慎皮肤接触到苯酚,立即用大量的水冲洗,再用少量无水乙醇擦洗。

4. 硝酸银溶液与皮肤接触,立即形成难以洗去的黑色蛋白银,故滴加和振摇时应小心操作。

5. 做托伦试剂的反应实验时,试管必须清洗干净,反应完成后,试管中的银镜,尽快加少许浓硝酸洗去。

【实验思考】

1. 石油醚和松节油分别属于哪种烃?

2. 为什么乙醇与金属钠作用时必须使用干燥的试管和无水乙醇?

(宗桂玲)

实验四　糖类和蛋白质的性质实验

【实验目的】

1. 进行葡萄糖、蔗糖、果糖、麦芽糖、淀粉的主要化学性质实验操作。

2. 学会蛋白质的盐析操作,观察蛋白质的变性和颜色反应,巩固对蛋白质性质的认识。

3. 培养耐心细致、一丝不苟的工作态度。

【实验用品】

1. 仪器　试管、试管夹、镊子、滴管、量筒、烧杯、白色点滴板、酒精灯、pH 试纸。

2. 试剂　0.5mol/L 葡萄糖、0.5mol/L 果糖、0.5mol/L 麦芽糖、0.5mol/L 蔗糖、20g/L 淀粉、0.1mol/L $AgNO_3$、2mol/L 氨水、班氏试剂、碘试液、浓盐酸、鸡蛋白溶液、鸡蛋白 NaCl 溶液、饱和 $(NH_4)_2SO_4$ 溶液、药用酒精(φ_B=0.95)、浓硝酸、20g/L $(CH_3COO)_2$ Pb 溶液、0.1mol/L $AgNO_3$ 溶液、2.5mol/L NaOH 溶液、0.1mol/L $CuSO_4$。

【实验内容和步骤】

(一) 糖类的性质

1. 托伦试剂反应　在一支洁净的试管里加入 0.1mol/L $AgNO_3$ 溶液2mL,逐滴加入 2mol/L 氨水,边加边振荡,直到最初生成的沉淀刚好溶解为止(注意氨水不要加过量),即得到托伦试剂。另取 5 支试管,分别加入 5 滴 0.5mol/L 葡萄糖、0.5mol/L 果糖、0.5mol/L 麦芽糖、0.5mol/L 蔗糖、20g/L 淀粉溶液,然后各加入 10 滴托伦试剂,放在 50~60℃的热水浴中加热数分钟,观察现象,说明原因。

	0.5mol/L 葡萄糖	0.5mol/L 果糖	0.5mol/L 麦芽糖	0.5mol/L 蔗糖	20g/L 淀粉
现象					

2. 班氏试剂反应　取 5 支试管,各加入 1mL 班氏试剂,放在水浴中微热,再分别加入 5 滴 0.5mol/L 葡萄糖、0.5mol/L 果糖、0.5mol/L 麦芽糖、0.5mol/L 蔗糖、20g/L 淀粉,摇匀,放在沸水浴中加热数分钟,观察现象,说明原因。

	0.5mol/L 葡萄糖	0.5mol/L 果糖	0.5mol/L 麦芽糖	0.5mol/L 蔗糖	20g/L 淀粉
现象					

3. 淀粉遇碘的反应　在试管里加入 1mL 20g/L 淀粉溶液,再加入 1 滴碘试液,振荡,观察现象,说明原因。

4. 淀粉的水解　取一大试管,加入 3mL 20g/L 淀粉溶液,再加 2 滴浓盐酸,振荡,置沸水浴中加热

5 分钟。每隔 1~2 分钟用滴管吸取溶液 1 滴,置点滴板的凹穴里,滴入碘试液并注意观察,直至用碘试液检验不再呈现颜色变化时停止加热。取出试管,滴加 2.5mol/L NaOH 溶液中和至溶液呈现碱性为止。取此溶液 2mL 于另一试管中,加入班氏试剂 1mL,加热后观察现象,说明原因。

(二)蛋白质的性质

1. 蛋白质的盐析 取大试管 1 支,加入鸡蛋白 NaCl 溶液及饱和(NH_4)$_2$SO$_4$ 溶液各 5mL,振荡后静置 5 分钟。观察现象,说明原因。取上述混浊液 1mL 于另 1 支试管中加蒸馏水 3mL,振荡,观察现象,说明原因。

2. 蛋白质的变性

(1) 乙醇对蛋白质的作用:取试管 1 支,加入 1mL 鸡蛋白质溶液,沿试管壁加乙醇 20 滴,观察两液面处是否有混浊,说明原因。

(2) 重金属盐对蛋白质的作用:取试管 3 支,各加入 1mL 鸡蛋白溶液,向第一支试管中滴入 0.1mol/L AgNO$_3$,向第二支试管中滴入 20g/L(CH_3COO)$_2$Pb 溶液 5 滴,向第三支试管中滴入 0.1mol/L CuSO$_4$ 溶液 5 滴,观察现象,说明原因。再往上述 3 支试管中各加入蒸馏水 3mL,振荡,观察沉淀是否溶解,说明原因。

(3) 加热对蛋白质作用:取试管 1 支,加入 2mL 鸡蛋白溶液,用酒精灯加热,观察现象,说明原因。

3. 蛋白质的颜色反应

(1) 黄蛋白质反应:取 1 支试管加入 1mL 鸡蛋白质溶液,再滴加 5 滴浓硝酸,观察现象,说明原因。

(2) 缩二脲反应:取 1 支试管加入鸡蛋白质溶液和 2.5mol/L NaOH 溶液各 2mL,再滴入 0.1mol/L CuSO$_4$ 溶液 5 滴,振荡,观察现象,说明原因。

【注意事项】

1. 做托伦试剂反应的试管一定要干净。

2. 需要进行水浴加热的实验,在水浴加热前要充分振荡试管,保证试剂混合均匀。

【实验思考】

1. 托伦试剂反应中没有看到银镜产生,只得到黑色沉淀,为什么?

2. 怎样证明淀粉已经完全水解?

3. 如何区别盐析蛋白质和变性蛋白质?

(张自悟　宗桂玲)

教学大纲（参考）

一、课程性质和任务

医用化学基础是中等卫生职业教育医药卫生类各专业的一门重要公共基础课程。本课程的主要内容包括溶液、电解质溶液、常见元素及其化合物和有机化学基础知识。本课程的主要任务是使学生获得医药学课程所需的化学基本概念、基本原理和基本技能等，提高学生的科学素养和逻辑思维能力，养成严谨求实的工作态度和职业操守。

二、课程目标

通过本课程的学习，学生能够达到下列要求：

（一）职业素养目标

1. 具有逻辑思维能力和分析问题、解决问题的能力。

2. 具有科学的安全意识和环境意识。

3. 具有良好的沟通能力和团队协作精神。

4. 具有敬业精神、创新精神，养成实事求是的科学作风。

（二）专业知识和技能目标

1. 具备与医药学密切相关的化学基本知识。

2. 具备医药学中常用的化学基本原理。

3. 具备常用化学成分在医药中的应用常识。

4. 能用科学方法观察、认识生活和工作中的有关现象，并能用化学用语表述和记录。

5. 能将化学基本技能和操作方法运用于生活、工作或相关学科的学习中。

三、学时安排

教学内容	学时		
	理论	实践	合计
一、绪论	2	0	2
二、溶液	6	2	8
三、电解质溶液	8	2	10
四、常见元素及其化合物	4	0	4
五、烃	8	0	8
六、烃的衍生物	10	2	12
七、生命中的能量有机物	6	2	8
机动	2	0	2
合计	46	8	54

四、主要教学内容和要求

单元	教学内容	教学目标		教学活动参考	参考学时	
		知识目标	技能目标		理论	实践
一、绪论	（一）化学的研究对象 （二）化学和医药卫生的关系 （三）化学的学习方法 （四）化学基础知识	了解 了解 理解 掌握		理论讲授 讨论教学 练习巩固	2	
二、溶液	（一）物质的量 1. 物质的量及其单位 2. 摩尔质量 3. 有关物质的量的计算 （二）溶液的浓度 1. 常见溶液浓度的表示方法 2. 溶液的稀释和配制	熟悉 掌握 了解		理论讲授 启发教学 比较分析 讨论教学 练习巩固	6	
	实验1：溶液的稀释和配制		会正确操作溶液的稀释和配制	技能实践		2
三、电解质溶液	（一）电解质的电离 1. 强电解质和弱电解质 2. 弱电解质的电离平衡 3. 同离子效应 （二）水的电离及溶液的酸碱性 1. 水的电离 2. 溶液的酸碱性和 pH 3. 盐溶液的酸碱性 （三）缓冲溶液 1. 缓冲作用和缓冲溶液 2. 缓冲溶液的组成 3. 缓冲溶液在医学上的意义 （四）溶液的渗透压 1. 渗透现象和渗透压 2. 渗透压和渗透浓度的关系 3. 渗透压在医学上的意义	熟悉 掌握 了解 了解 掌握 熟悉 熟悉 掌握 了解 熟悉 掌握 了解		理论讲授 演示教学 讨论教学 启发教学	8	
	实验2：电解质溶液		能正确测定溶液酸碱性	技能实践		2
四、常见元素及其化合物	（一）元素周期表 1. 元素周期表的结构 2. 元素周期律 3. 元素周期表和元素周期律的意义	了解		理论讲授 分析比较 讨论教学	4	

单元	教学内容	教学目标		教学活动参考	参考学时	
		知识目标	技能目标		理论	实践
四、常见元素及其化合物	（二）常见非金属元素及其化合物 1. 氯和碘及其重要化合物 2. 氧和硫及其重要化合物 3. 氮和磷及其重要化合物 （三）常见金属元素及其化合物 1. 钠 2. 钙 3. 铝 4. 铁	熟悉 熟悉				
五、烃	（一）有机化合物概述 1. 有机化合物的概念及特点 2. 有机化合物的结构特点 3. 有机化合物的分类 （二）烃 1. 烷烃 2. 烯烃 3. 炔烃 4. 苯及其同系物	了解 熟悉 了解 掌握		理论讲授 观察比较 讨论教学 启发教学	8	
六、烃的衍生物	（一）醇 1. 乙醇 2. 醇 3. 常见的醇 （二）酚 1. 苯酚 2. 酚 3. 常见的酚 （三）醛和酮 1. 乙醛和丙酮 2. 醛和酮 3. 常见的醛 （四）羧酸 1. 乙酸 2. 羧酸 3. 常见的羧酸 （五）酯 1. 乙酸乙酯 2. 酯	掌握 熟悉 了解 掌握 熟悉 了解 掌握 熟悉 了解 掌握 熟悉 了解 熟悉 了解		理论讲授 观察比较 讨论教学 启发教学	10	

单元	教学内容	教学目标		教学活动参考	参考学时	
		知识目标	技能目标		理论	实践
六、烃的衍生物	（六）含氮衍生物 1. 胺 2. 酰胺 （七）杂环化合物和生物碱 1. 杂环化合物 2. 生物碱	熟悉 熟悉 了解 了解				
	实验3：烃及其衍生物的性质实验		会正确操作有机物性质实验	技能实践		2
七、生命中的能量有机物	（一）脂类 1. 油脂的组成和结构 2. 油脂的性质 （二）糖类 1. 单糖 2. 双糖 3. 多糖 （三）蛋白质 1. 氨基酸 2. 蛋白质	 了解 熟悉 掌握 熟悉 了解 熟悉 掌握		理论讲授 观察比较 讨论教学 启发教学	6	
	实验4：糖类和蛋白质性质实验		会正确操作糖类和蛋白质的性质实验	技能实践		2

五、说明

（一）教学安排

本大纲主要供中等卫生职业教育检验专业之外的各专业教学参考使用，第一学期开设，总学时为54学时，其中理论教学44学时，实践教学8学时，机动2学时。学分为6学分。

（二）教学要求

1. 本课程对知识部分教学目标分为掌握、熟悉、了解三个层次。掌握：指对基本知识、基本理论有较深刻的认识，并能综合、灵活地运用所学的知识解决实际问题。熟悉：指能够领会概念、原理的基本含义，解释现象。了解：指对基本知识、基本理论能有一定的认识，能够记忆所学的知识要点。

2. 本课程重点突出以岗位胜任力为导向的教学理念，在技能目标分为能和会两个层次。能：指能独立、规范地解决实践技能问题，完成实践技能操作。会：指在教师的指导下能初步实施实践技能操作。

（三）教学建议

1. 本课程根据培养目标、教学内容和学生的学习特点以及未来升学继续提升专业能力的需要，强调围绕基本知识和基本技能的学习，将化学理论与专业知识、生活实践相结合，注重能力培养，体现化学广泛应用于实践的特点。

2. 教学过程中,可采用小组讨论、分组辩论、技能考核和理论考试等多种形式对学生的学习效果进行综合考评。应体现评价主体的多元化,评价过程的多元化,评价方式的多元化。评价内容不仅关注学生对知识的理解和技能的掌握,更要关注运用知识解决实际问题的能力和继续学习能力,重视职业素质的养成。

参 考 文 献

［1］黄刚.医用化学基础［M］.2 版.北京:人民卫生出版社,2014.

［2］刘景辉.化学(医药卫生类)［M］.2 版.北京:高等教育出版社,2011.

［3］刘斌,张龙.化学［M］.2 版.北京:高等教育出版社,2013.

［4］石宝珏.基础化学［M］.北京:人民卫生出版社,2015.

［5］刘斌,陈任宏.有机化学［M］.2 版.北京:人民卫生出版社,2013.

［6］刘景晖,许颂安.化学［M］.2 版.北京:高等教育出版社,2014.

［7］孙彦坪.有机化学［M］.3 版.北京:人民卫生出版社,2016.

［8］吉卯祉,彭松,葛正华.有机化学［M］.3 版.北京:科学出版社,2013.

［9］马祥志,沈源,魏剑平.医用化学［M］.北京:中国医药科技出版社,2013.

［10］石宝珏,唐智宁,商传宝.医用化学基础［M］.北京:高等教育出版社,2013.

［11］高欢.医用化学［M］.2 版.北京:化学工业出版社,2011.

［12］赵汉芬.生物化学［M］.2 版.北京:人民卫生出版社,2015.

［13］孙瑞芳.医用化学［M］.郑州:河南科学技术出版社,2011.

元素周期表

元 素 周 期 表

注：
1. 本元素周期表录自卫生部规划教材《基础化学》用表。
2. 相对原子质量录自1999年国际相对原子质量表，以¹²C=12为基准，元素的相对原子质量末位数的准确度加注在右上角括号内。
3. 商品ⅠⅠ的相对原子质量范围是6.939~6.996。
4. 稳定元素列有天然丰度的同位素，天然放射性元素和人造元素的选列与国际相对原子质量所列相关文献一致。

图例说明：
- 原子序数
- 元素符号（红色指放射性元素）
- 元素名称（注*的是人造元素）
- 相对原子质量（放射性元素括号内的数据为最稳定同位素的质量数）
- 稳定同位素的质量数（低纯指丰度最大的同位素）
- 放射性同位素的质量数
- 外围电子的构型（括号指习惯的构型）

区分： s 区、p 区、d 区、ds 区、f 区

分类： 主族金属、过渡金属、内过渡金属、准金属、非金属

族																		
周期	ⅠA (1)	ⅡA (2)	ⅢB (3)	ⅣB (4)	ⅤB (5)	ⅥB (6)	ⅦB (7)		ⅧB (8,9,10)		ⅠB (11)	ⅡB (12)	ⅢA (13)	ⅣA (14)	ⅤA (15)	ⅥA (16)	ⅦA (17)	0 (18)

（表内各元素：H 氢、He 氦；Li 锂、Be 铍、B 硼、C 碳、N 氮、O 氧、F 氟、Ne 氖；Na 钠、Mg 镁、Al 铝、Si 硅、P 磷、S 硫、Cl 氯、Ar 氩；K 钾、Ca 钙、Sc 钪、Ti 钛、V 钒、Cr 铬、Mn 锰、Fe 铁、Co 钴、Ni 镍、Cu 铜、Zn 锌、Ga 镓、Ge 锗、As 砷、Se 硒、Br 溴、Kr 氪；Rb 铷、Sr 锶、Y 钇、Zr 锆、Nb 铌、Mo 钼、Tc 锝、Ru 钌、Rh 铑、Pd 钯、Ag 银、Cd 镉、In 铟、Sn 锡、Sb 锑、Te 碲、I 碘、Xe 氙；Cs 铯、Ba 钡、La 镧、Hf 铪、Ta 钽、W 钨、Re 铼、Os 锇、Ir 铱、Pt 铂、Au 金、Hg 汞、Tl 铊、Pb 铅、Bi 铋、Po 钋、At 砹、Rn 氡；Fr 钫、Ra 镭、Ac 锕、Rf 𬬻、Db 𬭊、Sg 𬭳、Bh 𬭛、Hs 𬭶、Mt 鿏、Uun、Uuu、Uub）

镧系： Ce 铈、Pr 镨、Nd 钕、Pm 钷、Sm 钐、Eu 铕、Gd 钆、Tb 铽、Dy 镝、Ho 钬、Er 铒、Tm 铥、Yb 镱、Lu 镥

锕系： Th 钍、Pa 镤、U 铀、Np 镎、Pu 钚、Am 镅、Cm 锔、Bk 锫、Cf 锎、Es 锿、Fm 镄、Md 钔、No 锘、Lr 铹